Böhlau

Anna Maria Dieplinger (Hg.)

Soziale Dienstleistungen für PatientInnen und Angehörige

Studien und Konzepte zur Orientierung von Sozialarbeit im Krankenhaus

Unter Mitarbeit von
Bernhard Haider, Martina Weilguny, Julia Larndorfer

Böhlau Verlag Wien · Köln · Weimar

Gedruckt mit Unterstützung durch
das Bundesministerium für Wissenschaft und Forschung

Bibliografische Information Der Deutschen Bibliothek:
Die Deutsche Bibliothek verzeichnet diese Publikation in
der Deutschen Nationalbibliografie; detaillierte bibliografische Daten
sind im Internet über http://dnb.ddb.de abrufbar.

ISBN 978-3-205-77768-7

http://www.boehlau.at
http://www.boehlau.de

Druck: Primerate Kft., Budapest

Vorwort von Josef Ackerl, Sozial-Landesrat Oberösterreich

Wegweiser nach der Visite

Österreich hat ein Gesundheitssystem, auf das es zu Recht stolz sein kann. Es liegt zwar in der Natur des Menschen, dass ein Krankenhausaufenthalt fast immer mit einem mulmigen Gefühl verbunden ist – für jene, die ihn absolvieren, genauso wie für ihre Angehörigen. Doch angesichts des medizinischen Fortschritts ist dieses mulmige Gefühl immer seltener wirklich angebracht, können immer mehr Krankheiten erfolgreich behandelt und geheilt werden.

Nicht trotz, sondern gerade wegen dieses steigenden Fortschritts in der Medizin werden aber auch soziale Beratungsstellen und Dienstleistungen für die Menschen, die das Gesundheitssystem in Anspruch nehmen, und für ihre Angehörigen von immer größerer Bedeutung. Denn auf der einen Seite können uns die Ärztinnen und Ärzte bzw. das Krankenhauspersonal immer öfter immer genauer mitteilen, was uns fehlt. Andererseits fehlen ihnen selbst aber immer öfter die Zeit oder andere Ressourcen, um uns mitzuteilen, was das genau für uns bedeutet. Darum braucht das Krankenhaus, brauchen die Menschen einen sozial kompetenten, verlässlichen Partner, der weiß, wie es nach der medizinischen Diagnose weitergeht – die Sozialberatung als Wegweiser nach der Visite.

Denn wenn die Ärztinnen und Ärzte bei der Visite das letzte Wort gesprochen haben und aus medizinischer Sicht alles geklärt scheint, bleiben für die Patientinnen und Patienten und ihre Angehörigen oft noch viele Fragen offen: Welche sozialrechtlichen Leistungen kann ich in Anspruch nehmen, wie wird es mir bei der Rückkehr ins »normale« Leben ergehen, woher bekomme ich Heilbehelfe, welche Rehabilitationseinrichtungen stehen mir zur Verfügung, wer hilft mir jetzt im Haushalt oder wie erhalte ich einen Kurzzeit- oder Dauerpflegeplatz? Auf all diese und viele teils noch schwierigere andere Fragen gilt es, eine Antwort zu finden.

Bei dieser Suche nach Antworten hilft die Krankenhaussozialarbeit, wie sie in diesem Buch beschrieben ist. Ich danke der Autorin und allen, die die Entstehung dieses Buches möglich gemacht haben, für ihre Arbeit und für die

Einladung zu diesem Geleitwort. Dieses Geleitwort möchte ich vor allem jenen widmen, die tagtäglich die Krankenhaussozialarbeit leisten, die sich mit hohem persönlichen Engagement bemühen, suchenden Menschen einen Weg zu weisen und anderen auch nach noch so niederschmetternden Diagnosen eine Stütze zu sein. Ihnen gebührt mein größter Dank und Respekt. Allen Leserinnen und Lesern darf ich abschließend noch eine spannende Lektüre wünschen und: Bleiben Sie gesund!

Josef Ackerl
Sozial-Landesrat

Geleitwort von Vizebürgermeisterin Christiana Dolezal
zur »Bedarfserhebung der sozialen Dienstleistungen« im AKh

PatientInnen im Mittelpunkt!

Klinische Sozialarbeit ist meiner Meinung nach für ein modernes und leistungsfähiges Krankenhaus unverzichtbar – ist sie doch ein wichtiger Bestandteil der ganzheitlichen PatientInnen-Betreuung. Ein Spezialist auf diesem Gebiet, der deutsche Univ.-Prof. Dr. Helmut Pauls, unterstreicht die Bedeutung mit folgender Aussage: »Die Gesellschaft wird niemals mit Medikamenten ausgleichen können, was an Störungen und Problemen aus Mangel an sozialer Zuwendung und psychosozialem Wohlbefinden entsteht.«

Daher bin ich stolz, dass das Allgemeine Krankenhaus der Stadt Linz zu den wenigen ausgesuchten Spitälern Österreichs zählt, die über einen eigenen Sozialdienst verfügen. Damit sind wir in der glücklichen Lage, neben der ärztlichen und pflegerischen Versorgung auch in sozialen Belangen professionelle Hilfe bieten zu können. So werden die PatientInnen mit ihren persönlichen und sozialen Problemen nicht alleine gelassen. Durch den Sozialdienst erfahren sie bestmögliche Unterstützung bei der Bewältigung ihrer Erkrankung und deren Auswirkungen auf ihr Leben und das ihrer Bezugspersonen. Was dabei besonders wichtig ist: Lösungen beziehungsweise Perspektiven werden gemeinsam erarbeitet.

Der Sozialdienst im Linzer AKh leistet erwiesenermaßen wertvolle Arbeit, ruht sich jedoch nicht auf seinen Lorbeeren aus. Daher wurde in den vergangenen beiden Jahren eine Bedarfserhebung durchgeführt, um die Leistungen weiter optimieren zu können. Die Untersuchung ist in der vorliegenden Publikation ausführlich dokumentiert. Ihre Ergebnisse werden in die künftige Sozialarbeit am AKh einfließen.

In diesem Zusammenhang möchte ich mich ganz herzlich für das bisher Geleistete, für das Engagement und den unermüdlichen Einsatz des Teams bedanken und auch für die Zukunft viel Erfolg wünschen!

Vizebürgermeisterin Christiana Dolezal
Aufsichtsratsvorsitzende AKh

Vorwort Dr. Heinz Brock, MBA, MPH
Medizinischer Direktor und Geschäftsführer
des Allgemeinen Krankenhauses der Stadt Linz

»Soziale Dienstleistungen im Krankenhaus«

Unser Gesundheitssystem hat sich den steigenden Anforderungen einer serviceorientierten Gesellschaft anzupassen, was auch vom Leistungsangebot eines Krankenhauses eine stärkere Einbeziehung des vor- und nachstationären Betreuungssektors erfordert. Zur Sicherung nachhaltiger Behandlungserfolge bedarf es daher mehr als die Optimierung medizinischer, pflegerischer und administrativer Abläufe im unmittelbaren hospitalen Verantwortungsbereich. Vielmehr ist auch das soziale Umfeld der zu versorgenden PatientInnen mit zu betrachten und mit einem spezifischen Leistungsspektrum abzudecken.

Das Krankenversorgungssystem nimmt an Komplexität zu und für Leistungsempfänger, besonders aus der wachsenden Gruppe älterer Menschen, wird es immer schwieriger, sich darin zurechtzufinden. PatientInnen sollen Entscheidungen über Behandlungs-, Rehabilitations- und Pflegeeinrichtungen treffen, gesundheitserhaltende Lebensweisen sollen befolgt werden und komplizierte Medikamentenpläne sind einzuhalten. Dies alles erfordert die Gesundheitskompetenz der PatientInnen nicht nur im Versorgungssystem, sondern auch im Alltag, was nur erreichbar ist, wenn konsequent deren Eigenverantwortung gestärkt wird. Nur wenn PatientInnen als Koproduzenten ihrer Gesundheit befähigt werden, sind sie in der Lage, die für sie adäquaten Entscheidungen zu treffen.

Beide genannten Aufgabenbereiche, sowohl die Bereitstellung von Serviceleistungen, die den Betroffenen die Inanspruchnahme poststationärer Betreuungseinrichtungen erleichtern, als auch die Förderung der Eigenverantwortlichkeit und Kompetenz von PatientInnen, umfasst der soziale Dienst in einem modernen Krankenhaus.

Die Autorin des vorliegenden Werkes hat als diplomierte Gesundheits- und Krankenschwester langjährige Erfahrungen mit den Hospital-internen Prozessabläufen gesammelt, als promovierte Soziologin verfügt sie über fundiertes theoretisches und methodisches Wissen über die Interdependenzen im Gesundheits- und Sozialsystem. Sie gibt mit ihrem dritten Buch einen tiefen Einblick in ihre operative und organisationsentwicklerische Tätigkeit als Leiterin des Sozialdienstes eines großen Klinikums. Für alle Leserinnen und Leser, welche an diesem relativ neu etablierten Aufgabenbereich von Krankenhäusern interessiert sind, wird das vorliegende Werk wertvolle Anregungen vermitteln.

Dr. Heinz Brock, MBA, MPH
Medizinischer Direktor und Geschäftsführer
des Allgemeinen Krankenhauses der Stadt Linz

Inhalt

Einleitung

Gesellschaftliche Veränderungen und struktureller Wandel haben dazu geführt, dass kranke Menschen in der heutigen Zeit seltener als früher von der eigenen Familie versorgt werden und oft ganz alleine vor den Problemen stehen, die durch ihre Erkrankung ausgelöst wurden. Der krankheitsbedingte Verlust des Arbeitsplatzes, ein Unfall, der die Rückkehr in die eigene Wohnung unmöglich macht, und die damit verbundenen finanziellen Sorgen – dies sind nur einige wenige Auswirkungen eines dramatischen Einschnitts im Leben eines Menschen, der völlig unvorhersehbar eine massive Lebenskrise erfährt. Auch Angehörige sind im ersten Moment von der neuen Lebenssituation meist überfordert und wissen nicht, welche ersten (oft sehr wichtigen) Schritte sie setzen sollen – unabhängig davon, ob es sich dabei um die Adaptierung einer Wohnung, um versicherungstechnische Maßnahmen oder um familiäre Probleme handelt, von denen plötzlich alle Beteiligten betroffen sind.

In solchen und ähnlichen Fällen sind KrankenhaussozialarbeiterInnen dafür da, Menschen in schwierigen Lebenssituationen zu unterstützen und ihnen beratend zur Seite zu stehen. Diese sozialen Dienstleistungen gehören zum Service eines Krankenhauses. Doch nicht direkt sichtbare, nichtmonetäre Ergebnisse solcher Bemühungen sind der Grund, weshalb Sozialarbeit im Krankenhaus einen eher geringen Stellenwert einnimmt. Medizinische und pflegerische Leistungen werden von Versicherungsträgern honoriert und können direkt in Zahlen ausgedrückt werden. Wenn wir dem Patienten aber eine weitere Versorgung in anderen Institutionen ermöglichen, wenn wir ihm finanzielle Unterstützungen zusichern oder ihm zu einer besseren Lebensqualität verhelfen, dann wird die Arbeit des sozialen Dienstes in erster Linie als Erfüllung eines gesellschaftlichen Auftrages gesehen. Von den Betroffenen direkt, von der Allgemeinheit jedoch oft nur indirekt spürbar, trägt in einem sozialen Staat die interdisziplinäre Versorgung von Kranken zum Wohl seiner Bürger bei. Gleichzeitig verfügen aber nur die größeren Krankenhäuser über das notwendige Personal, das sich ausschließlich mit Schnittstellenmanagement und Weiterversorgungsfragen befassen kann.

Krankenhaussozialarbeit bedeutet, zwischen Systemen zu vermitteln, Ressourcen zu erkennen und entsprechende Defizite aufzuzeigen. Die gesellschaftliche Entwicklung – weg von der traditionellen Großfamilie und hin zu kleinen, individuell geschaffenen Lebenswelten – weist uns die wichtige Stellung auf, welche die Krankenhaussozialarbeit heute schon einnimmt – eine Stellung, die in Zukunft noch an Bedeutung zunehmen wird.

In den nachfolgenden Kapiteln werden Konzepte, Inhalte und eine Untersuchung der Sozialarbeit im Krankenhaus beschrieben. Mittels standardisierter Messinstrumente wurden MedizinerInnen, leitende KrankenpflegerInnen, PatientInnen und deren Angehörige mit Hilfe eines Fragebogens und im Face-to-face-Interview zum Thema Krankenhaussozialarbeit befragt. Die Ergebnisse der Untersuchung sind Teil eines konzeptuellen Strukturplanes zur Entwicklung einer ressourcenoptimalen KlientInnenbetreuung durch SozialarbeiterInnen. Zudem konnte ermittelt werden, welches Dienstleistungsspektrum optimaler gestaltet werden kann, welche Abteilungen einen überwiegenden Bedarf an Sozialarbeit haben und welche Personaleinsätze pro Abteilung effektiv sind.

Im Rahmen der Befragung wurden auch die weichen Faktoren der Beratungszufriedenheit vor und nach einem Gespräch gemessen. Ziel war es dabei, herauszufinden, welchen (positiven/negativen) Effekt eine Beratung durch eine/n MitarbeiterIn des Sozialdienstes auf den/die PatientIn und auf dessen/deren Angehörige hat. Das medizinische Personal des Allgemeinen Krankenhauses der Stadt Linz (n = 30) wurde in einem Interview qualitativ und quantitativ zu den Dimensionen Zufriedenheit, Information, Organisation, Beratung, persönliche Empfindungen und administrative Faktoren befragt. Zu den ausgewählten Stationen gehörten Gynäkologie, Lunge, Neurologie, Unfall, Interne, Akutgeriatrie, Hals-Nasen-Ohren, Orthopädie, Chirurgie, Dermatologie, Urologie und Onkologie, die Tagesklinik und ausgewählte Ambulanzen. Zusätzlich zum medizinischen Stammpersonal des Krankenhauses wurden in einem Fokusgruppeninterview Ärzte und Ärztinnen in Ausbildung (n = 31) befragt. Gerade diese Gruppe beschäftigt sich in der Praxis mit Fragen der Entlassung und ist in sehr vielen Fällen mit dem Ausfüllen von Anträgen etc. befasst. Die Angehörigen der PatientInnen und die PatientInnen selbst (n = 60) wurden nach einer ca. 15- bis 30-minütigen Beratung zu den gleichen Dimensionen wie das medizinische Personal befragt. Insgesamt wurden 151

Personen zu den Dienstleistungsangeboten des sozialen Dienstes befragt. Ein wesentliches Ergebnis der Untersuchung bestand darin, dass PatientInnen durch die Erkrankung zumeist nicht alleine Entscheidungen treffen können/möchten und in sehr vielen Fällen auf ihre Angehörigen verweisen. In der Praxis bedeutet dies, dass SozialarbeiterInnen Angehörige in einem höheren Ausmaß, als dies vielleicht in der Vergangenheit der Fall war, in die Beratung miteinbeziehen sollten.

Der Wandel sozialer Dienstleistungen unterliegt einerseits den externen Angeboten und andererseits den krankenhausinternen Ressourcen. Gemeinsam einen guten Weg für alle zu finden – darin besteht die große Kunst der Sozialarbeit im Krankenhaus.

Den Mitwirkenden der Studie »Soziale Dienstleistungen im Krankenhaus« wurde 2008 der Gesundheitspreis der Stadt Linz verliehen.

1 Der gesellschaftliche Auftrag an die Sozialarbeit im Krankenhaus

Der Auftrag der Gesellschaft an die Gesundheitsversorgung muss ganzheitlich betrachtet werden. Medizin, Pflege und soziale Versorgung sind für das Funktionieren des Gesundheitssystems gleichermaßen bedeutend und führen gemeinsam zum Erfolg medizinischer Interventionen. In der Praxis heißt das, dass PatientInnen, die sich einer Behandlung unterziehen, die nötigen finanziellen und personellen Ressourcen zur Verfügung stehen, um sich Gesundheit auch tatsächlich nachhaltig leisten zu können. Mag eine Operation beispielsweise noch so gelungen sein, tritt dieser Erfolg in den Hintergrund, wenn ein(e) Patient(in) im Anschluss daran zu Hause niemanden hat, der die Wunde fachgerecht verbindet oder die entsprechenden Medikamente verabreicht. 2002 waren in Österreich 7810 Pflege- und Betreuungspersonen (Vollzeitäquivalente) in mobilen Diensten im Einsatz. Bis 2010 wird die Anzahl um 2191 Personen (Vollzeitäquivalente) steigen (Hofmarcher, 2006). Soziale Dienstleistungen werden meist nur dann wahrgenommen, wenn Menschen durch eine Erkrankung in eine Ausnahmesituation oder Krise gelangen. Erst in solchen Situationen stellt sich die Frage, wo wer welche Dienste anbietet und wie alles organisiert werden kann.

In unserer Gesellschaft bieten heute verschiedenste (private und öffentliche) Institutionen mobile Betreuungsformen an, die künftig noch mehr an Bedeutung gewinnen werden. Über die Finanzierung des Gesundheitssystems wird permanent diskutiert. Krankenhausbetten sind nicht nur eine teure Sache, sie sind auch auf eine akute und nicht dauerhafte Versorgung ausgerichtet. Sobald die medizinische Versorgung in einer Klinik abgeschlossen ist und der/die PatientIn »nur noch« der Pflege bedarf, ist eine Entlassung des /der PatientIn anzustreben. Für die weitere Betreuung gelten ab dann andere Versorgungsmaßnahmen, die in den extramuralen Bereich fallen. Spätestens zu diesem Zeitpunkt zeigt sich der wahre Nutzen eines gut funktionierenden Schnittstellenmanagements, welches bei der Organisation von Betreuungen zu Hause oder in Pflegeeinrichtungen behilflich ist. Einerseits können Patient/

Patientin z. B. durch mobile Dienste zu Hause weitergepflegt werden oder es können erste rehabilitative Maßnahmen in Gesundheitszentren begonnen werden; doch gleichzeitig werden auch teure Krankenhausbetten auf effiziente Weise entlastet. Ein gut funktionierendes Entlassungsmanagement durch den sozialen Dienst trägt also unmittelbar zur Erfüllung des gesellschaftlichen Auftrags, mit Ressourcen und Gesundheitskosten effizient umzugehen und zielgerichtet und im Sinne der Gesellschaft zu agieren, bei. Die Entlastung der intramuralen, stationären Versorgung, die Steigerung von Bedürfnisgerechtigkeit und Qualität der ambulanten Versorgung und die Chance auf ein effizienteres Gesundheitssystem können als direkter Nutzen für die Gesundheitspolitik gesehen werden (Pelikan, 1998).

In der Praxis ist es Aufgabe der MitarbeiterInnen des Sozialdienstes, den PatientInnen eine Versorgung zu gewährleisten, die unter dem Blickwinkel einer ganzheitlichen Betrachtung von Gesundheit und Krankheit und deren Einflussfaktoren erfolgt. Die Weltgesundheitsorganisation stellt in der Ottawa-Charta die Faktoren, die Gesundheit und Krankheit bestimmen, klar dar: »Gesundheit wird von Menschen in ihrer alltäglichen Umwelt geschaffen und gelebt: dort, wo sie spielen, lernen, arbeiten und lieben. Gesundheit entsteht dadurch, dass man sich um sich selbst und für andere sorgt, dass man in die Lage versetzt ist, selber Entscheidungen zu fällen und eine Kontrolle über die eigenen Lebensumstände auszuüben, sowie dadurch, dass die Gesellschaft, in der man lebt, Bedingungen herstellt, die allen ihren Bürgern Gesundheit ermöglichen« (Keupp in Bienz, Reinmann, 2004). So zieht die Charta nebst medizinischen auch persönliche und soziale Aspekte in die Definition der Gesundheit mit ein. Hier wird Gesundheit als die Fähigkeit beschrieben, sich um sich selbst und um andere kümmern, selber Entscheidungen treffen und Kontrolle über sich selbst haben zu können. Gerade diese Fähigkeiten können durch einen Unfall, eine Erkrankung oder durch ein unvorhergesehenes Lebensereignis aus dem Gleichgewicht gebracht werden. Die betroffenen Menschen sind oft nicht mehr in der Lage, weitere Schritte überlegen oder Entscheidungen über die weitere Versorgung treffen zu können. Oftmals sind die KlientInnen des Sozialdienstes über Möglichkeiten, Zuständigkeiten und regionale Angebote gar nicht informiert und kennen die objektiven Kriterien nicht, die ihnen die eine oder andere Wahl erleichtern würden. Menschen in solchen Lebenslagen steht in einem Krankenhaus der soziale Dienst zur Verfügung. Ausgebildete SozialarbeiterInnen und BeraterInnen mit spezifischen Fachgebieten unterstützen und informieren den Patienten oder die Patientin über das krankheitsbezogene, individuelle und regionale Angebot.

Die Sozialarbeit greift dann ein, wenn Menschen aufgrund von Krankheit nicht (mehr) in der Lage sind, Kontrolle über die eigenen Lebensumstände auszuüben und für sich selbst oder andere zu sorgen, mit dem Ziel, die Betroffenen erfolgreich in die Gesellschaft zu (re)integrieren und ihnen zu einer besseren Lebensqualität zu verhelfen.

2 Die institutionellen Versorgungsstrukturen und Handlungsfelder im Intra- und Extramuralen Bereich

Die unterschiedlichen Handlungsfelder und Verantwortlichkeiten der verschiedenen Berufsgruppen bedingen eine koordinierte Versorgung der PatientInnen. Um eine gute Entlassung und die weitere Versorgung nach dem Krankenhausaufenthalt garantieren zu können, ist deshalb die interdisziplinäre Zusammenarbeit zwischen Kollegen und Kolleginnen aller Berufsgruppen unabdingbar.

Ein erster Schritt sind organisierte, gemeinsame Besprechungen. Vertreter sämtlicher Disziplinen, die mit dem Patienten bzw. mit der Patientin befasst sind, beraten gemeinsam über die bestmöglichen Versorgungsstrategien und über die weiteren Behandlungsschritte. Dabei gibt es viele Möglichkeiten, einem Menschen das Leben zu erleichtern: den idealen Rehabilitationsplatz mit einem Therapieangebot, das auf seine Krankheit abgestimmt ist, einen Dauerheimplatz, der in der unmittelbaren Heimatumgebung des/der PatientIn liegt, oder therapeutische Maßnahmen, die eine Entlassung allerdings verzögern können. Interdisziplinäre, fallorientierte Besprechungen erleichtern in dieser Hinsicht allen Berufsgruppen die tägliche Arbeit. Die hohe Spezialisierung, Qualifizierung und Individualisierung bringt oft das Phänomen mit sich, dass Berufsgruppen in Krankenhäusern weniger miteinander kommunizieren. EDV-unterstützte Systeme sorgen zwar für eine exakte Dokumentation; sie verleiten jedoch auch zu weniger Kommunikation zwischen ÄrztInnen, PflegerInnen, TherapeutInnen etc. So finden Besprechungen zwischen MedizinerInnen und TherapeutInnen oft nur zufällig statt. In der Praxis kommt ein/e SozialarbeiterIn auf die Abteilung, führt ein Gespräch mit den KollegInnen der Pflege, mit dem/der PatientIn selbst, evtl. auch mit den Angehörigen und mit allfälligen TherapeutInnen. MedizinerInnen sind zumeist im Operationssaal, in der Ambulanz oder anderswo mit ihren PatientInnen beschäftigt. Trotzdem ergeben sich oft noch Fragen wie: Was wurde wann mit wem besprochen? Wie wird der Patient/die Patientin nach dem Krankenhaus versorgt? Welche weiteren Maßnahmen sind noch für eine gute Weiterversorgung zu organisieren? Der Termin der Entlassung wird zwar vom behandelnden Arzt bzw. von der behandelnden Ärztin festgelegt, doch oft treten Probleme erst dann auf, wenn der Arzt zum Patienten/zur Patientin sagt: »Morgen dürfen Sie nach Hause.« Völlig überrascht weiß der/die Betroffene in dem Moment nicht, wie er/sie zu Hause zurechtkommen soll, wer für ihn/sie einkaufen oder den Verband wechseln wird. Extramurale Institutionen hingegen treten erst nach dem Krankenhausaufenthalt als Ansprechpartner für solche Fragen auf, und Personalknappheit, finanzielle Probleme, regionale Versorgungsdefizite sowie der Mangel an Dauerpflegeplätzen etc. erschweren auch hier eine rasche und gut organisierte Entlassung aus der Klinik.

Um Versorgungsprobleme dieser Art zu vermeiden, muss ein gut organisiertes Entlassungsmanagement schon bei der Aufnahme des Patienten/der Patientin geplant werden. 80 % aller im Krankenhaus gestellten Diagnosen sind planbar und können mit prognostizierbaren Zahlen hinterlegt werden. Das heißt, dass unter bestimmten Bedingungen die durchschnittliche Verweildauer im Krankenhaus vorausgesagt werden kann.

Die nötigen, entlassungsbedingten Maßnahmen können schon kurz nach einer Aufnahme in die Klinik eingeleitet werden. Beispielsweise können Anträge für Heilverfahren, kurzzeitige Pflegeplätze, finanzielle Unterstützungen etc. schon zu diesem Zeitpunkt administrativ eingeleitet werden. Außerdem ist es für SozialarbeiterInnen im Krankenhaus wichtig, schon zu Beginn einer Behandlung von PatientInnen schwieriger Prognose Kontakt zu den Angehörigen herzustellen. Oftmals befinden sich Angehörige in einer hoffenden, wartenden und »Alles wird wieder gut«-Position. Wenn dann zum ersten Mal mit dem Arzt oder mit der Ärztin die Entlassung besprochen wird, fühlen sich Angehörige oft völlig überfordert. »Wer soll die Pflege übernehmen?« fragen sie sich. »Ein Dauerplatz ist nicht vorhanden, und der Mediziner sagt, in drei Tagen kann der Patient nach Hause.« Organisatorische Kurzfristigkeiten dieser Art funktionieren in der Praxis nicht. Allgemein sollte MedizinerInnen empfohlen werden, Angehörige von PatientInnen mit einer schweren Erkrankung (bzw. mit einer schwierigen Prognose) an den Sozialdienst zu verweisen, wenn die Strukturen für die weitere Versorgung unklar sind.

Im Gegensatz zur Ärzteschaft weiß das Pflegepersonal oft mehr über das soziale Umfeld und die körperliche Verfassung der PatientInnen. Diese Informationen können sie direkt an den Sozialdienst weitergeben, was einen entscheidenden Einfluss auf die Effektivität der sozialarbeiterischen Maßnahmen hat (Ansen, Gödecker-Geenen, Nau, 2004, S. 29f). Ein guter Informationsaustausch zwischen Pflege und SozialarbeiterInnen erleichtert Recherchen und kommt einem positiven Abschluss der Entlassung von PatientInnen zugute. Die Pflege kann abschätzen, ob und wie der Patient/die Patientin im Alltag zurechtkommt, welche zusätzlichen Maßnahmen evtl. für zu Hause getroffen werden müssen oder wer sich innerhalb vom sozialen Netz um den/die PatientIn kümmern wird. Kommt jemand zu Besuch? Wer ist der Ansprechpartner? Sind mobile Dienste vorhanden oder ist der/die Patientin in seiner/ihrer Eigenständigkeit dermaßen eingeschränkt, dass nur mehr eine stationäre, pflegerische Betreuung in Frage kommt? Diese und ähnliche Fragen können nur in Zusammenarbeit mit den KollegInnen der diplomierten Pflege beantwortet werden.

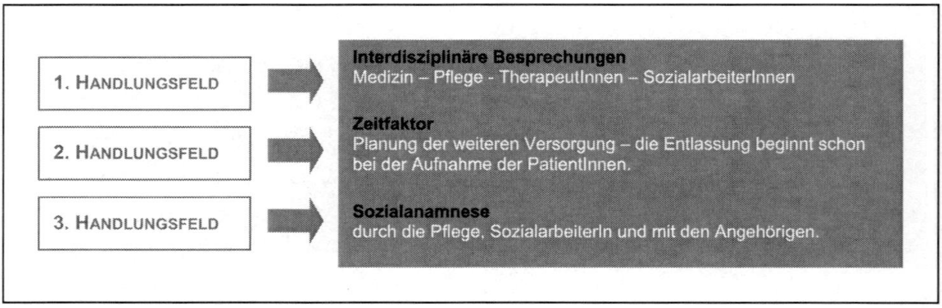

Das erste Handlungsfeld setzt eine gute, interdisziplinäre Zusammenarbeit und Koordination zwischen allen relevanten Disziplinen voraus. Nur ein guter und vollständiger Informationsaustausch über Zustand, Heilungsverlauf und Prognose eines Patienten/einer Patientin lässt beispielsweise rehabilitative Maßnahmen wirken.

Ausschlaggebend für das zweite Handlungsfeld ist der Faktor Zeit. Je früher mit der Einleitung administrativer Schritte begonnen wird, umso größer ist die Wahrscheinlichkeit, dass bei der Entlassung einer/s PatientIn Fragen zu Kostenübernahme oder Unterbringungsformalitäten bereits geklärt worden sind. Bürokratie und Bearbeitungswege benötigen Zeit – für das Krankenhauspersonal ist eine Woche normalerweise eine lange Zeitspanne; für die Organisation diverser Einrichtungen oder Hilfsdienste stellt diese Frist jedoch ein Minimum an Zeit dar. In der Praxis bedeutet dies, dass bereits bei der Aufnahme einer/s PatientIn und im Zuge der geplanten Behandlung an seine/ihre Entlassung gedacht werden sollte.

Das dritte Handlungsfeld stellt den Kontakt zu Angehörigen und externen Institutionen dar. Wie wird der/die PatientIn versorgt? Und welche Ressourcen müssen bei der geplanten Entlassung zur Verfügung stehen? Die Sozialanamnese kann gemeinsam von der Pflege und von den MitarbeiterInnen des sozialen Dienstes erhoben werden. Ein guter Austausch von Informationen ist auch in diesem Bereich sehr wesentlich. Die Pflege verfügt über Informationen darüber, wer wann zu Besuch kommt, welche weiteren therapeutischen oder pflegerischen Behandlungen nötig sind oder welche Hilfsmittel dem Patienten/der Patientin zu Hause den Alltag erleichtern.

3 Kooperation mit externen Institutionen

Bei der vom Krankenhaussozialdienst durchgeführten sozialen Beratung stehen die akuten, krankheits- und behandlungsbedingten, sozialen, persönlichen und finanziellen Schwierigkeiten von PatientInnen im Vordergrund. Fragen, die nach dem Krankenhausaufenthalt auftreten, werden wiederum von regional unterschiedlichen Institutionen beantwortet. Der/die PatientIn wird über die für seine/ihre Region zuständigen Stellen informiert und ist selbst in der Lage, Kontakt mit ihnen aufzunehmen. Wenn PatientInnen und ihre Angehörigen vor Ort keine mobilen Dienste aktivieren können, ist es auch möglich, dass zuständige MitarbeiterInnen einer Sozialstation um Kontaktaufnahme und Situationsabklärung ersucht werden. Eine bereits bestehende, mobile Hauskrankenpflege und allfällige sonstige Dienste werden zu einem fixen Entlassungstag von den MitarbeiterInnen des sozialen Dienstes (re)aktiviert.

Der Informationsaustausch zwischen dem Sozialdienst im Krankenhaus und der extramuralen Schnittstelle erfolgt in beiden Richtungen. Informationen über die Versorgungssituation und die häuslichen Gegebenheiten des/der PatientIn können direkt zwischen Krankenhaus und externen SozialarbeiterInnen ausgetauscht werden; ebenso können bereits vorab weitere, nach dem Aufenthalt relevante Betreuungsfaktoren mit dem Sozialdienst geklärt werden. Der beiderseitige Informationsaustausch führt nach dem Krankenhausaufenthalt zu einer gut koordinierten Versorgung der PatientInnen.

Ein deutsches Qualitätskonzept für die Zusammenarbeit von SozialarbeiterInnen mit externen Anbietern gibt folgende Qualitätsstandards vor: jährliche Treffen mit Verantwortlichen von Pflegeheimen, Rehabilitationskliniken und sonstigen Institutionen, persönlicher Kontakt zu allen wichtigen Kooperationspartnern und regelmäßige, persönliche Gespräche zur Verbesserung der regionalen Angebote und zur Erweiterung der jeweiligen Sichtweise. Außerdem ist es im Interesse einer Vernetzung wichtig, dass SozialarbeiterInnen auch in Gremien und Verbänden, bei Tagungen, Fortbildungen und Kongressen vertreten sind (Trost, Marquart, 1999, S. 15).

Gerade für das Schnittstellenmanagement eines Krankenhauses sind das Kennenlernen neuer KooperationspartnerInnen, der gegenseitige Informationsaustausch über vorhandene Möglichkeiten und Angebote sowie die gemeinsame Darstellung eines Gesamt-Versorgungsnetzwerkes von großer Bedeutung.

Die Einbindung sozialer Krankenhaus-Dienste in regionale und überregionale Gremien ist deshalb wichtig, weil dadurch einerseits direkte Versorgungsprobleme diskutiert und andererseits schon im Vorfeld strukturelle Barrieren geklärt werden können. Der Sozialdienst ist beratendes Organ in sektoralen Bereichen (z. B. in Sozialhilfeverbänden) und in nationalen und internationalen Vereinigungen (wie z. B. in den Österreichischen Netzwerken gesundheitsfördernder Krankenhäuser und Gesundheitseinrichtungen – ONGKG oder in Health Promoting Hospitals, WHO).

Zum allgemeinen Tätigkeitsprofil des sozialen Dienstes gehören auch die Bereiche Projektentwicklung, Projektdurchführung und -evaluierung zur Förderung von Gesundheit im Krankenhaus und auf regionaler Ebene. Beispiele dafür sind die »Soziale Umfeldstudie von chronischen SchmerzpatientInnen« (2006); »Leitlinien für ein Gender Friendly Hospital« (Dieplinger, Labek, 2006); »Bedürfnisanalyse von Menschen, die an rheumatologischen Erkrankungen leiden« (2007); »Entlassungsmanagement im Krankenhaus« (2007) und »Projekt Rauchfreies Krankenhaus« (2007/08) etc.

Im Allgemeinen Krankenhaus der Stadt Linz obliegt die Leitung und Methodenkompetenz in Bezug auf die Projektarbeit zwei Soziologinnen, die dem Sozialdienst zugeteilt sind. Durch das breite Tätigkeitsfeld auf einzelnen Abteilungen sowie im ganzen Krankenhaus entsteht ein guter Überblick über versorgungsrelevante Veränderungsmöglichkeiten und Forschungsgebiete. In Zukunft werden medizinische Studien vermehrt unter Einbindung sozialer Faktoren untersucht, wobei dieser spezielle Forschungsbereich Aufgabe des Sozialdienstes ist.

4 Die PatientInnen im Krankenhaus

PatientInnen haben anfänglich Mühe, sich in der für sie ungewohnten Situation im Krankenhaus zurechtzufinden. Nicht nur, dass die Erkrankung an sich eine Belastung darstellt, auch die Umgebung ist neu, und ZimmernachbarIn und Krankenhauspersonal sind ihnen fremd. Das Gefühl, hilflos dazuliegen und anderen ausgeliefert zu sein, begleitet PatientInnen zum Teil tage- und wochenlang. Entscheidungen werden ihnen abgenommen und Therapien verordnet, so dass mit einem Male der ganze Tagesablauf durcheinandergerät. Aus einem sonst so frei agierenden Menschen wird ein(e) fremdbestimmte(r) PatientIn, der/die im Krankenhaus zudem mit dem Verlust der gewohnten Rolle (Hausfrau, ArbeitnehmerIn, NachbarIn etc.) konfrontiert wird.

Im Rahmen der sozialen Beratung steht das persönliche Erleben der Krankheit im Vordergrund, das stark von der Rollenveränderung der PatientInnen abhängt. Eine Studie von Friedrich (2002) zeigt, dass PatientInnen, die an psychischer Komorbidität leiden – also zusätzlich zur physischen Erkrankung auch eine psychosoziale Belastung erfahren –, eine längere Liegedauer aufweisen als PatientInnen, die nicht über psychosoziale Probleme klagen. Diese Auswirkungen wurden in der Untersuchung unabhängig von Krankheitsdauer und Erkrankungsschwere festgestellt (Hedtke-Becker et al., 2003). Werden psychosoziale Faktoren nicht rechtzeitig erkannt und beseitigt, bleiben PatientInnen länger als notwendig stationär im Krankenhaus. Dieser Umstand kann sich durch ein Gefühl des Verlusts (der eigenen Rolle, der Hospitalisierung) sowie durch eine eventuell vorhandene Neigung zu Depressionen und Angstzuständen weiter verstärken. Insbesondere Menschen, deren Gesundheit auch nach einem Krankenhausaufenthalt eingeschränkt ist, finden sich wesentlich schlechter mit einer lebensverändernden Situation zurecht. In dieser Umstellungsphase bietet ihnen die sichere Umgebung des Krankenhauses Schutz und Zuflucht. PatientInnen, die in ihrer Mobilität eingeschränkt sind und zu Hause kein soziales Umfeld der Betreuung haben, sind lieber im Spital als zu Hause, wo sie nicht wissen, wie sie sich zurechtfinden sollen. Es ist die Aufgabe der SozialarbeiterInnen, diese KlientInnen zu motivieren, zu stärken und für eine adäquate Versorgung zu Hause zu sorgen. Ein Ausgang mit Überleitungspflege und die Organisation eines mobilen Hilfsdienstes sind hier erste Schritte, die eine Versorgung in den gewohnten vier Wänden ermöglichen.

Der Anteil älterer Menschen in der Gesellschaft ist in den letzten Jahren kontinuierlich angestiegen und wird aufgrund des medizinischen Fortschritts auch weiterhin stetig wachsen. Die Hauptzielgruppe sozialer Dienstleistungen werden KlientInnen im höheren Alter sein, da gerade sie von körperlichen Einschränkungen betroffen sind. Auch die Zahl der allein lebenden Menschen steigt, und Großfamilien sind heutzutage eher die Ausnahme. Doch gerade älteren, allein lebenden Menschen fällt die Umstellung auf eine neue Situation, in der sie auf fremde Hilfe angewiesen sind, besonders schwer (Berger et al, o. Jahr).

Mit dem gesellschaftlichen und demographischen Wandel in der Bevölkerung ändert sich auch der Bedarf der NutzerInnen von sozialen Serviceleistungen. Die Herausforderungen im Bereich der Versorgung nehmen zu. In der Praxis bedeutet dies, dass sich der Sozialdienst mit den Menschen mitentwickeln muss.

5 Psychosoziale Einflussfaktoren von Gesundheit und Krankheit

Als krank machende Faktoren sind nicht immer nur Viren, Erreger oder anatomisch-physiologische Prozesse zu verstehen. Psychosoziale Reize, psychobiologische Programme und vielschichtiger Stress gehören zu den Mitauslösefaktoren, die einen Menschen gesunden oder erkranken lassen können.

Levi (1981) zeigt in seinem Konzept der Gesundheits-Risikofaktoren folgende, zusätzlich krank machende Faktoren auf:

- **Psychosoziale Reize:** Von der Umwelt stammende Stimuli können zentralnervöse Prozesse einleiten und die Gesundheit beeinflussen.
- **Psychobiologische Programme:** Problemlösungsstrategien werden nach bestimmten Mechanismen, z. B. durch psychosoziale Reize, ausgelöst und können dann eine physiologische Reaktion im Körper hervorrufen.
- **Stress:** Unspezifische, oft sehr vielschichtige Risikofaktoren können zu Krankheiten führen. (nach Selye, 1974)

Je nach persönlichen Bewältigungsstrategien (»Coping«) können Stressreize und Programme individuell besser oder weniger gut verarbeitet werden. Bei der psychosozialen Anamnese werden Copingstrategien analysiert und an die momentane Situation des/der PatientIn adaptiert.

In transaktionalen und sozialen Stressmodellen ist es von Bedeutung, dass günstige Effekte auf mehreren Ebenen der Bewältigungskompetenzen ineinandergreifen (Jessor & Jessor, 1977).

Es ist allgemein bekannt, dass ein Krankenhausaufenthalt kein Spaziergang ist. Menschen, die eine Dienstleistung von MedizinerInnen in Anspruch nehmen müssen, geraten durch Erkrankung und Diagnose aus dem emotionalen Gleichgewicht und fühlen sich durch einen Klinikaufenthalt zusätzlich belastet. Die Schwere der Erkrankung, die Belastung während des Krankenhausaufenthaltes, die Unterstützung durch das soziale Umfeld und die unterschiedlich erlernten Bewältigungsstrategien beeinflussen die Art und Weise, in der sich PatientInnen an die neue Situation anpassen. Je aktiver Menschen selbst zur Lösung ihrer Krise beitragen, umso eher werden sie auch andere, schwierige Lebenssituationen bewältigen können. SozialarbeiterInnen können ihre KlientInnen aktiv unterstützen, indem sie sie auf die eigenen Kompetenzen (Copingstrategien) aufmerksam machen. Eine »gute« Sozialarbeit fördert die vorhandenen Ressourcen von PatientInnen, während eine »schlechte« Sozialarbeit ihnen jede Entscheidung abnimmt. So einfach kann Sozialarbeit im Krankenhaus definiert werden.

Körperlich-psychische, kognitiv-intellektuelle und seelisch-emotionale Bewältigungsstrategien unterstützen bzw. hemmen die Genesung des/der PatientIn im Krankenhaus. Wie Hurrelmann (2003) sagt, ist die Wahrscheinlichkeit, dass ein Mensch sich neuen, unvorhergesehenen Ereignissen anpasst, umso größer, je eher er im Leben gelernt hat, mit schwierigen Situationen umzugehen:

- **Körperlich-psychische Bewältigung** – der Mensch ist in der Lage, mit innerkörperlichen Konditionen und physiologischen Regulationssystemen kompetent umzugehen und diese zu steuern.
- **Kognitiv-intellektuelle Bewältigung** – der Mensch hat die Fähigkeit, zu lernen, sich (neu) zu orientieren und sein Verhalten an die Umwelt anzupassen.
- **Seelisch-emotionale Bewältigung** – eigene Bedürfnisse und Gefühle werden erkannt, ausgedrückt und in ein sozial angebrachtes Verhalten übersetzt.

(Hurrelmann, 2003, S. 53)

Menschen, die in ihrer Gesundheit eingeschränkt sind und einer medizinisch-pflegerischen Unterstützung bedürfen, leiden in erster Linie unter einer Beeinträchtigung ihres körperlichen Gesundheitsempfindens. In weiterer Folge kann eine Krankheit die Psyche so weit belasten, dass es unter Umständen zu depressiven Zuständen und einer völligen Überforderung mit der Situation im Krankenhaus kommt. Je nach erlernten Copingstrategien (die sich ein Mensch durch Erziehung, Lebensstil und konstitutionelle, körperliche Ressourcen angeeignet hat) lassen sich die Stressoren einer Erkrankung minimal halten; oder

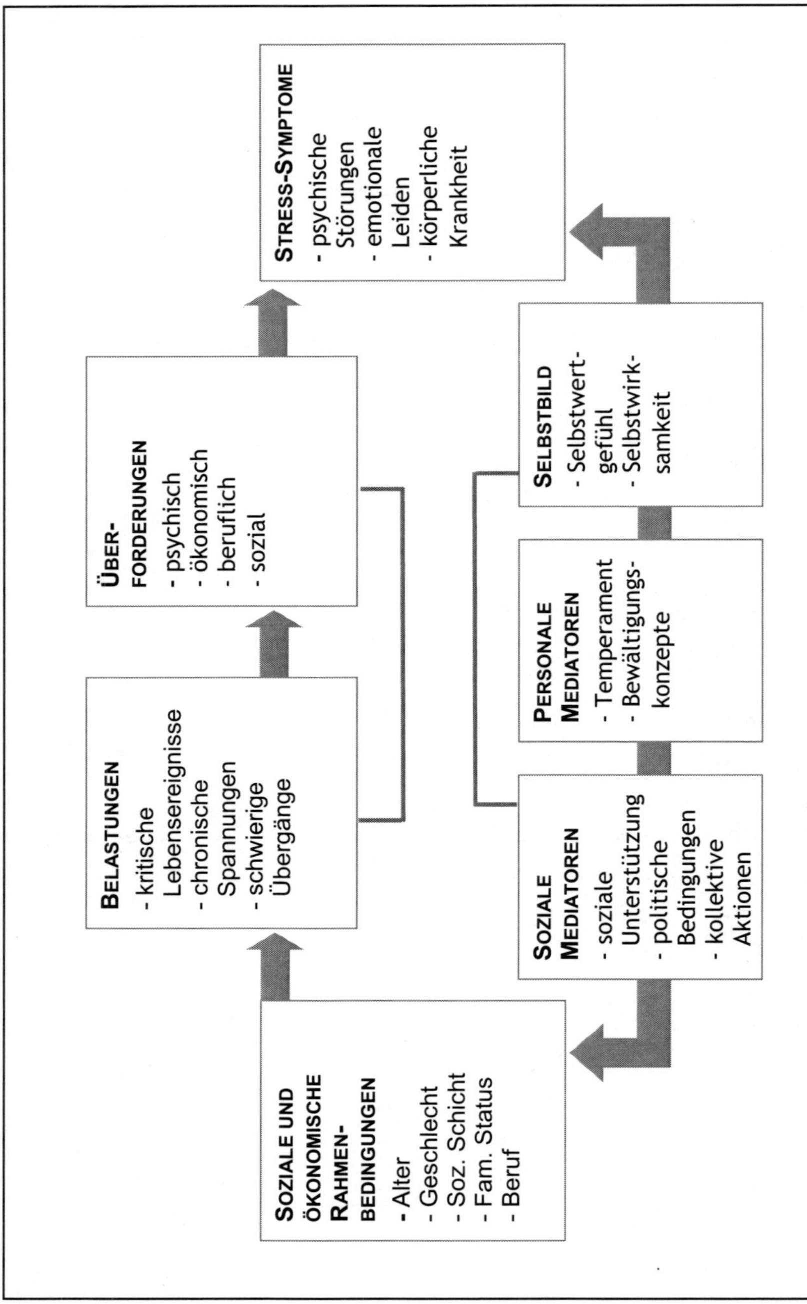

nach Pearlin, 1987, Ein Modell des Belastungs-/Überforderungsprozesses

aber sie münden schon beim kleinsten Anflug eines Schnupfens in einer gesundheitlichen Katastrophe.

Pearlin (1987) hat medizinische und psychologische Ansätze des Stresskonzeptes in ein Modell von Belastungen, Überforderungen und Prozessen integriert. Ökonomische und soziale Rahmenbedingungen sind gegeben und treffen auf Belastungen (Stressoren), die zu einer Überforderung (»strain«) führen können. Soziale und personale Mediatoren (= soziale Rahmenbedingungen, politische Aktivitäten und eigene Ressourcen) entscheiden über die Art der Bewältigung und den Selbstwert.

Belastungen und deren Bewältigungsstrategien werden von sozialen und ökonomischen Rahmenbedingungen beeinflusst. Werden diese (abhängig von personenspezifischen Ressourcen) in nicht angemessenem Maße verarbeitet, kann es zur Überforderung und in weiterer Folge zu differenzierteren Stresssymptomatiken kommen. Soziale und personale Mediatoren beeinflussen diesen Prozess genauso wie das eigene Selbstbild. Die SozialarbeiterInnen sind gefordert, die einzelnen beeinflussenden Faktoren zu recherchieren und nach methodischen Ansätzen der Sozialarbeit zu bearbeiten. Je nachhaltiger und effektiver soziale Belastungen minimiert werden können, desto besser sind die Voraussetzungen dafür, dass gesundheitsbelastende Faktoren in Schach gehalten werden.

Multifaktorielle Modelle zur Erklärung von Gesundheit und Krankheit können uns helfen, zu verstehen, welche Einflussfaktoren unserer Gesundheit zuträglich sind bzw. welche diese beeinträchtigen. Dabei werden sowohl biologische, psychologische als auch soziologische Sichtweisen kombiniert, um die biopsychosoziale Natur einer gesundheitlichen Beeinträchtigung ermitteln zu können (Petermann, 1998). So üben soziale Ungleichheiten (z. B. Bildung, Macht, Geld, Prestige, Arbeit, Freizeit, Wohnen und Bewältigungsfähigkeiten) ebenso wie gesundheitliche Faktoren einen Einfluss auf unser Gesundheits- und Krankheitsverhalten aus (Mielck, Helmert, 1998).

Je höher der Bildungsgrad, desto größer das Selbstvertrauen in die Bewältigung von beruflichen und sozialen Lebensanforderungen. Ist der Bildungsstand hingegen niedriger, führt dies meist zu einer geringeren Ausprägung des Selbstbewusstseins. Unzureichende Informationen über (eigene) Möglichkeiten, Probleme zu lösen und Konflikte und Krankheiten zu bewältigen, tragen zudem dazu bei, dass falsche Ernährung, der Konsum von Drogen und Alko-

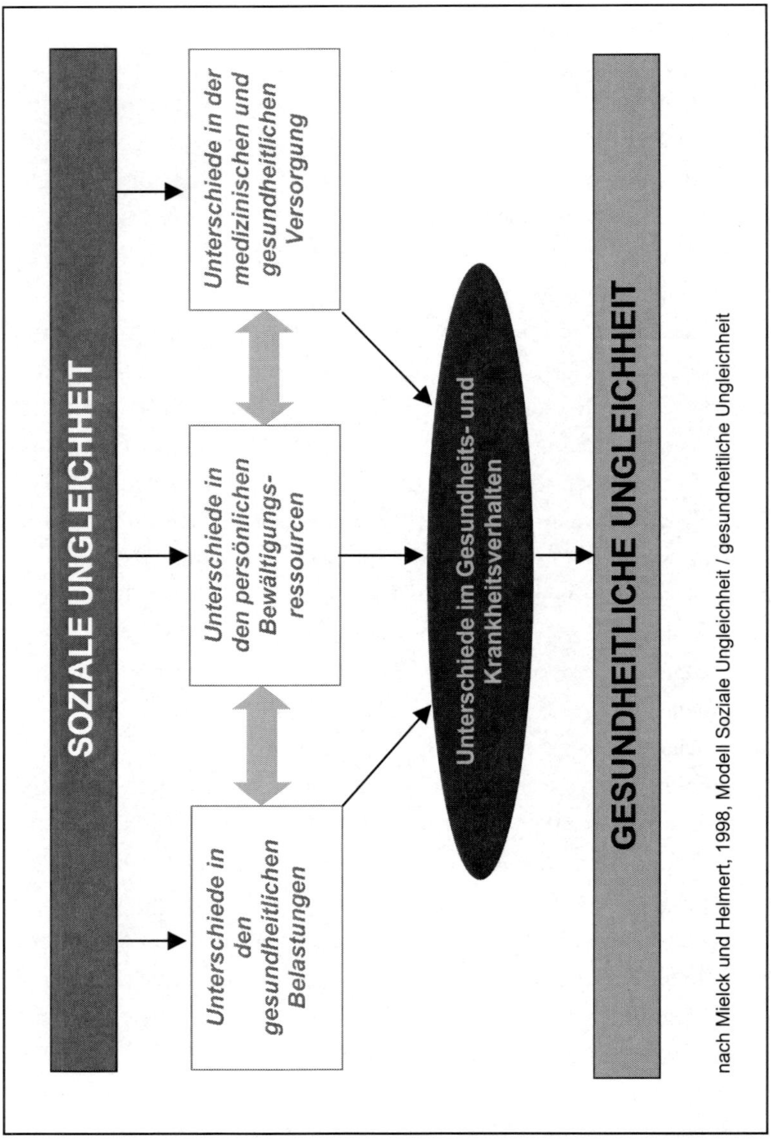
SOZIALE UNGLEICHHEIT
Unterschiede in den gesundheitlichen Belastungen
Unterschiede in den persönlichen Bewältigungs-ressourcen
Unterschiede in der medizinischen und gesundheitlichen Versorgung
Unterschiede im Gesundheits- und Krankheitsverhalten
GESUNDHEITLICHE UNGLEICHHEIT
nach Mielck und Helmert, 1998, Modell Soziale Ungleichheit / gesundheitliche Ungleichheit

hol und ein unzulängliches Vorsorgeverhalten zu einem ungesunden Lebensstil führen (Hurrelmann, 2000).

Soziale Ungleichheit hat also gesundheitliche Ungleichheit zur Folge. Verschiedene Bewältigungsstrategien, Ressourcen und Belastungen lassen die einen Menschen gesünder oder kränker sein als andere. So unterscheiden sich beispielsweise Frauen von Männern schon in ihrem Gesundheitsverhalten sowie in der Art, wie sie Gesundheit bzw. Krankheit erleben. Menschen mit einem niedrigeren Bildungsstand wiederum verfügen über ein niedrigeres Einkommen und können sich Gesundheit deshalb oft nicht leisten. Die Liste solcher und ähnlicher Unterschiede könnte an dieser Stelle beliebig fortgesetzt werden.

Die ausgewählten Modelle zeigen nur einen kleinen Ausschnitt aus der langen Reihe grundlegender, theoretischer Erklärungsversuche, die uns den Einfluss komplexer, gesellschaftlicher Systeme und Lebensstile auf das Gesundheits- und Krankheitsverhalten von Menschen aufweisen. Den Sozialdienst brauchen wir an der Stelle, an der Probleme oft erst sichtbar werden – d. h. im Krankenhaus. Die theoretischen Grundlagen dazu, die in diesem Kapitel nur ansatzweise skizziert werden, könnten aufgrund ihres Umfangs ein eigenes Buch füllen.

Sozialarbeit im Krankenhaus bedeutet in erster Linie, vorhandene Stressoren und Belastungsfaktoren im Zusammenhang mit der gesundheitlichen Beeinträchtigung zu erkennen und aufzuzeigen, behandelnde Berufsgruppen (in interdisziplinären Gesprächen, wenn möglich im Beisein des Patienten/der Patientin) zu informieren und gemeinsam Verbesserungsmaßnahmen festzulegen. Beispielsweise können Unklarheiten bei der Wohnsituation oder finanziellen Lage eine/n Patienten/in derart schwer belasten, dass er/sie keinen Schlaf findet oder Angstzustände entwickelt. Wenn ein Mensch ans Krankenbett gefesselt ist, sind seine Freiheit und sein Aktionsradius natürlich eingeschränkt. So ist es die Aufgabe eines/r Sozialarbeiters/in, als »verlängerter Arm« der PatientInnen zu agieren und in deren Sinne zu ihrem Wohl beizutragen. Wichtig dabei ist, zu erkennen, was dem/der Patient/in möglich ist und wo tatsächlich eine Unterstützung bzw. Übernahme sinnvoll ist. So sollte z. B. die Selbstständigkeit eines/r PatientIn, der trotz kompliziertem Beinbruch über die Möglichkeit und Fähigkeit, zu telefonieren, verfügt, auf jeden Fall gefördert werden. Auch wenn manche PatientInnen auf den ersten Blick inaktiv wirken, bestärkt jede Möglichkeit, aktiv zu ihrer Genesung beitragen zu können, ihr Gefühl der Selbstständigkeit. Menschen hingegen, die aus reiner Bequemlichkeit lieber fremde Dienste in Anspruch nehmen als selbst aktive Schritte zu setzen, sollten daran erinnert werden, dass der Sozialdienst kein Sekretariat ist. Das mag zwar etwas hart klingen, entspricht jedoch so mancher Erfahrung, die nicht nur mit PatientInnen und Angehörigen, sondern bisweilen auch mit medizinischem Personal gemacht wird.

6 Geschlechtsspezifische Faktoren bei der sozialen Betreuung

Viele Dinge, die vor wenig mehr als hundert Jahren noch allgemein gültig waren, gelten heute als veraltet und überholt. Doch Ungleichheiten zwischen Mann und Frau sind in unseren Gedanken noch so verwurzelt, dass sie klassische Rollenzuweisungen zulassen und Verwunderung hervorrufen, wenn Frauen um ihre Stellung und um ihr Recht in der Gesellschaft kämpfen. Topinard formulierte im Jahre 1888 sehr treffend die damalige gesellschaftliche Stellung des Mannes:

> »*Der Mann, der für zwei oder mehr im Daseinskampf fechten muss, der die gesamte Verantwortung und die Sorgen für den nächsten Tag trägt, der ständig im Kampf mit der Umwelt und menschlichen Rivalen liegt, braucht mehr Hirn als das Weib, das er schützen und nähren muss*« (Topinard 1888, zit. nach Gould, 1994; in Tillmann 2003)

Heute wissen wir, dass Frauen den Männern durch Mehrfachbelastungen im Beruf und in der Familie ebenbürtig, wenn nicht gar überlegen sind. Bei einer 30- bis 50-jährigen Frau übertrifft die wöchentliche Arbeitszeit, die sowohl Erwerbs-, Haus- als auch Familienarbeit umfasst, diejenige eines gleichaltrigen Mannes um durchschnittlich ca. 20 Stunden. Die zusätzliche Belastung und die Mehrarbeit haben jedoch auch ihre Auswirkungen. So sind Frauen beispielsweise die Hauptkonsumentinnen von Schmerz- und Schlafmitteln. Die Frage ist: Warum (Dieplinger, 2007)?

Da Männer und Frauen also nicht gleichgestellt sind und auch bei der gesundheitlichen Versorgung nicht gleich behandelt werden sollten, ist es unter anderem auch die Aufgabe der SozialarbeiterInnen, entsprechend differenziert vorzugehen.

Um geschlechtsbezogene Bedürfnisse genauer spezifizieren zu können, sind jedoch erst einmal unterschiedliche Definitionsansätze notwendig. Der Begriff Gesundheit wird in aktuellen, gesundheitswissenschaftlichen Theorieansätzen mehrdimensional konstruiert und definiert. Neben der unmittelbaren, individuellen Befindlichkeit, der Fähigkeit des Organismus zur Aufrechterhaltung der Gesundheit und den stabilisierenden Regulationsmechanismen gehören physische, psycho- und ökosoziale Rahmenbedingungen genauso wie Verhaltens- und Interaktionsmuster zu den wesentlichen Dimensionen einer begrifflichen Annäherung an das wissenschaftliche Gesundheitsverständnis (Antonovsky, 1987).

Im Sinne gesellschaftlicher Konstruktionsmechanismen wird Gesundheit neben biologischen Funktionalismen ebenso durch soziale Normen, Verhaltenserwartungen und Werthaltungen determiniert. Genauso beinhaltet gesundheitsrelevantes Verhalten nebst Handlungs- und Verhaltensmustern auch stark soziokulturell geprägte Wahrnehmungs- und Bewertungsschemata. Ein Zusammenhang zwischen den unterschiedlichen Kategorien des soziologischen Schichtungsmodells und dem Gesundheits- bzw. Krankheitsverhalten, den Lebenschancen, der Morbidität und Mortalität kann heute trotz länderspezifischer Aspekte eindeutig nachgewiesen werden (Rosenmeier, 1991).

Empirisch abgesicherte Ergebnisse untermauern verschiedene Ansätze zur Erklärung diverser Einflussfaktoren auf Krankheit und Gesundheit, wonach die Lebenserwartung sowohl von der Bildung als auch vom Einkommen eines Menschen abhängig ist. Beispielsweise ist die Überlebenszeit nach einem Erstinfarkt bei Erwachsenen mit geringerem beruflichem Status eindeutig kürzer als bei Erwachsenen mit höherem beruflichem Status (Mielck in Hurrelmann, 2002).

Geschlechtsspezifische Unterschiede verschärfen diese sowieso schon klar bestehende, schichtbezogene soziale Ungleichheit noch einmal. So kommt ein Mann, der einen Infarkt erleidet, durchschnittlich 3 Stunden nach Auftreten der ersten Symptome ins Krankenhaus - eine Frau hingegen erst eine halbe Stunde später. Die Chance, einen Herzinfarkt zu überleben, beträgt bei Frauen 36 %, bei Männern 44 %. Und weil Frauen eher zuwarten und deshalb in einem allgemein schlechteren Gesundheitszustand in eine Klinik kommen, weisen sie öfter intraoperative Komplikationen auf und benötigen mehr Blutkonserven. Diese Faktoren führen allgemein zu einer schlechteren Prognose und tragen zur Tatsache bei, dass auf Intensivabteilungen Frauen häufiger sterben als Männer (Dieplinger, 2007).

Vor wenigen Jahrzehnten wurde vor allem aus einer kritischen Haltung gegenüber der vorwiegend naturwissenschaftlich-technischen Orientierung heraus die Forderung nach Beachtung geschlechtsspezifischer Besonderheiten in die gesundheitspolitische Diskussion eingebracht. Seitdem werden viele medizinische und gesundheitspolitische Ansätze zunehmend auf der Grundlage geschlechts- und speziell frauenspezifischer Einstellungen bzw. Haltungen überprüft und diskutiert.

Dabei werden unter dem Stichwort »Frauengesundheit« nicht nur bisher berücksichtigte biologische, medizinisch-gynäkologische Merkmale subsumiert; nach und nach wird vielmehr ein Gesundheitsverständnis entwickelt, das die ganz speziellen Bedingungen der Lebenswelten von Frauen einschließt: Arbeits- und Lebensbedingungen, psychosoziale und soziokulturelle Voraussetzungen für den Umgang mit Körperlichkeit, Gesundheit, Krankheit, Partnerschaft, Erziehung, Sexualität, mit den allgemeinen Aspekten der Lebensführung und mit den Einflüssen von Rollenkonzepten vor dem Hintergrund eines konkreten, politökonomischen Gestaltungsrahmens. Lebens- und Arbeitsbedingungen von Frauen, frauenspezifische Belastungen und Ressourcen, die Stärkung und Erweiterung von Gestaltungsfähigkeiten und -möglichkeiten im Zusammenhang mit Informations- und Bildungsmaßnahmen stehen im Zentrum dieses lebensweltbezogenen Verständnisses von Gesundheit und Krankheit.

Frauen und Männer unterscheiden sich hinsichtlich ihres Gesundheitsverhaltens, ihres Gesundheitsbewusstseins, ihres Krankheitsspektrums und der Art ihrer Krankheitsbewältigung. Die Ursachen für diese Unterschiede finden sich einerseits in den jeweiligen, biologisch-anatomischen Voraussetzungen, andererseits aber auch ganz wesentlich in den unterschiedlichen Stereotypen der Geschlechterrollen und in den unterschiedlichen, soziokulturellen Rahmenbedingungen. Sozialwissenschaftliche Begrifflichkeiten wie die der »doppelten Vergesellschaftung der Frau« (einerseits in der Geschlechterrolle und andererseits unter den Gegebenheiten einer kapitalistisch geprägten Wirtschaft) vermögen zwar gewisse Ausschnitte der Realität treffend zu beschreiben; sie gehen aber oft nicht so weit, auch die entsprechenden Auswirkungen zu inkludieren, die sich häufig einfach darin ausdrücken, dass alleinerziehende Frauen z. B. stärker von Armut bedroht sind und sich Gesundheit (für sich selbst und ihre Kinder) somit finanziell kaum leisten können.

Genau an dieser Stelle setzt der geschlechtsspezifische Ansatz der sozialen Beratung an. Frauen und Männer brauchen unterschiedliche Strategien und Ressourcen; denn auch beim Zugang zu den personellen, materiellen, finanziellen und strukturellen Möglichkeiten begegnen sie zum Teil unterschiedlichen Barrieren. So konnte z. B. in zahlreichen Untersuchungen nachgewiesen werden, dass Frauen nach operativen Eingriffen wesentlich seltener Kur- und Heilverfahren in Anspruch nehmen als Männer. Durch den Einkommensunterschied geraten Frauen schnell einmal in die Lage, über das Geld, das sie für ihre Gesundheit ausgeben, nachdenken zu müssen. Auch die lange Liste der Kosten und Selbstbehalte für Medikamente, Heilmittel, Psychotherapien, usw. trifft Frauen im Durchschnitt härter als Männer.

Im Rahmen der sozialen Beratung sind geschlechtsspezifische Unterschiede für Qualität, Inhalt und Ergebnis der Beratung relevant. Wie schon oben angedeutet, macht es für eine(n) Sozialarbeiter(in) einen Unterschied, eine Frau oder einen Mann zu beraten. Doch zusätzlich zu den wirtschaftlich messbaren Größen und deren Auswirkungen ist der Unterschied zwischen Mann und Frau im Zuge einer sozialen Beratung auch an sozialisationsbedingten Faktoren zu erkennen.

Frauen trauen sich wesentlich seltener als Männer, eine Unterstützung im Haushalt zu beantragen. Oft müssen sie dazu motiviert werden, sich anderen gegenüber abzugrenzen und (sich selbst) ihre Bedürfnisse einzugestehen. Frauen schauen – auch dann, wenn sie krank sind – im Allgemeinen zu wenig auf sich. »Ich kann mich nach meinem Krankenhausaufenthalt nicht erholen – wer würde sich dann um meinen Mann kümmern?« Diese und ähnliche Aussagen hören SozialarbeiterInnen oft. Frauen sind es gewohnt, für ihre Familie und ihr Umfeld zu sorgen – doch wenn sie selbst einmal erkranken, sind die wenigsten von ihnen bereit, sich eine »Schwäche« einzugestehen. Es sind auch viel öfter die Frauen, die ihren (Ehe-)Partner zu Hause pflegen. Und wenn sie die Pflege Angehöriger einmal nicht mehr übernehmen können, dann neigen sie (viel eher als Männer) dazu, sich dafür zu rechtfertigen und zu entschuldigen.

Dass Männer und Frauen oft unterschiedliche Zielsetzungen und Perspektiven haben, äußert sich auch dann, wenn sie eine soziale Beratung in Anspruch nehmen. Ein Mann ist in diesem Fall eher auf der Suche nach strukturierteren Informationen – ähnlich einer Checkliste – und will dabei weniger über emotionale Probleme reden. Frauen hingegen beschreiben ein Problem erst einmal auf dem Umweg über emotionale Befindlichkeiten und sprechen z. B. über Dinge, die sie aus diesen und jenen Gründen nicht mehr machen können.

In der Praxis nehmen Frauen als KlientInnen der sozialarbeiterischen Beratung deshalb oft mehr Zeit in Anspruch als Männer. Sie wollen sich in erster Linie das Leid von der Seele reden, können aber seltener selbstständig Entscheidungen treffen. So ist es oft entweder der Ehemann, der in einer Beratungssituation mit der Frau eine Entscheidung trifft, oder es ist der behandelnde Mediziner, der ihr sagt, was gut für sie ist.

Diese Beispiele aus der Praxis zeigen uns die Bedeutung eines geschlechtsspezifischen Zugangs zu den PatientInnen auf, der heute von der sozialen Beratung nicht mehr wegzudenken ist. Wichtig ist dabei, zu beachten, dass die MitarbeiterInnen eines Sozialdienstes dementsprechend Bescheid über relevante, geschlechtsspezifische Parameter wissen. Geschlechtsspezifische Individualitäten müssen sie bei ihrer Beratungstätigkeit erkennen und auch zulassen. So können sie individuell auf Frauen und auf Männer eingehen und ihre Ressourcen gezielt motivieren.

7 Die Soziale Diagnose

Der Ausdruck »Diagnose« bezeichnet aus medizinischer Sicht die »Erkennung und Benennung einer Krankheit« (Pschyrembel, 1991). Der Begriff »Diagnostik« stammt aus dem Griechischen und bedeutet »durchschauen« oder »durch und durch erkennen« (Grießler-Piltz, 2005).

In der sozialen Arbeit wird der Begriff »Diagnose« um die fallspezifische, aktenkundige Kenntnisnahme einer Problemformulierung bzw. -erklärung erweitert, die auch bisher gescheiterte und gelungene Problemlösungsversuche umfasst, welche von den KlientInnen selbst, den Mitgliedern ihrer Familie, von einer Gruppe, dem Gemeinwesen oder einer Organisation unternommen wurden (Staub-Bernasconi, 2007). Die oben genannte Formulierung »durch und durch erkennen« umschreibt den Begriff der sozialen Diagnostik also in sehr treffender Weise. Aus dieser wichtigen Definition wird außerdem ersichtlich, dass die soziale Diagnostik bei der Betreuung von KlientInnen im Krankenhaus schon nur aus qualitätssichernden Gründen eigentlich unabdingbar ist.

Folgende Hilfsmittel werden angewandt, um Probleme strukturiert abbilden und einer bestimmten Diagnose zuordnen zu können: Methoden der teilnehmenden Beobachtung, darstellende Methoden, Dokumentenanalysen, zirkuläre Fragestellungen und spezifische Gesprächsführungsmethoden, Ist-Standanalysen sowie deskriptive Beschreibungen. Danach werden Zielsetzungen und Handlungsstrategien von der Diagnose abgeleitet und in einzelnen Schritten oder am Ende einer sozialarbeiterischen Intervention und Begleitung evaluiert.

Im Grunde geht es bei der Sozialarbeit um eine partizipative Fallerfassung, die auf neutrale Weise einen Sachverhalt darstellt und zusätzlich »blinde Flecken«, d. h. Verzerrungen in der Wahrnehmung, Schutzbehauptungen und internalisierte Stigmata etc. aufdeckt. Eine soziale Diagnose kann nicht aus einer ersten spontanen Einschätzung heraus formuliert werden, sondern beinhaltet das Hinterfragen von Aussagen anhand eines methodischen, wissen-

Fall			Planung		
1. Schritt	**2. Schritt**	**3. Schritt**	**4. Schritt**	**5. Schritt**	**6. Schritt**
Kontex-tualisierung	Beschreibung der Probleme und Analyse der Ressourcen	Bildung von Hypothesen	Zieldefinition und Auftrags-klärung	Handlung, Intervention	Evaluation
Anamnese		**Diagnose**		**Behandlung**	
Phänomenale Frage: Was war und was ist los?		*Kausale Frage:* Warum ist das so?		*Aktionale Frage:* Was ist zu tun?	

Modell von Haye und Kleve zur Falleinschätzung und Planung sozialer Arbeit

schaftlichen Wissens. Der Idealfall der Sozialarbeit bestünde aus einer völligen Übereinstimmung der Beschreibungen und Interpretationen aller Beteiligten (Staub-Bernasconi, 2007).

Im Krankenhaus würde das bedeuten, dass ein von einem Arzt/von einer Ärztin erkanntes soziales Problem auch vom Patienten/von der Patientin selbst und von allen anderen Beteiligten genauso wahrgenommen wird. Dass dies in der Praxis meist nicht – oder nur zum Teil – zutreffen kann, ist ableitbar. Umso wichtiger ist es, dass in der Krankenhaussozialarbeit standardisierte Methoden angewandt werden, die Diagnosen, Zielsetzungen, Handlungsstrategien und Evaluierungen leichter nachvollziehbar machen.

Freilich kann das strukturierte Vorgehen in der Krankenhaussozialarbeit auch kritisiert werden, wenn dieses in einem schnellen Abhaken schematischer Rastermerkmale mündet. Deshalb ist eine kontinuierliche Selbstreflexion eine wichtige Voraussetzung dafür, dass gesundheitswissenschaftliche Diagnosemodelle immer wieder kritisch hinterfragt werden können (Grießler-Piltz, 2005).

Im ersten und zweiten Schritt werden im Erstgespräch Situationen und Probleme analysiert. Mögliche Ressourcen werden recherchiert und die Frage nach dem »was ist los bzw. was war?« wird gestellt. Der dritte und vierte Schritt drückt den ursächlichen Zusammenhang in Form einer kausalen Frage aus: »Warum ist das so?«. Hier werden Hypothesen und Zieldefinitionen formuliert. Im fünften und sechsten Schritt werden als Antwort auf die Frage »was ist zu tun?« Interventionen festgelegt. Am Ende einer Handlung steht immer eine Evaluierung, also die Frage: »Was hat das Ganze gebracht?«.

Ein strukturiertes Vorgehen in der Krankenhaussozialarbeit bewirkt, dass Handlungen transparent werden, qualitätssichernd nachvollzogen und nach vorgegebenen Standards gegliedert dokumentiert werden können. Damit allen PatientInnen die gleiche Beratungsqualität zuteilwird, sind standardisierte Verfahren unumgänglich. Sozialarbeit im Krankenhaus darf nicht bedeuten, dass individuelle Betreuungsverfahren durch die verschiedenen MitarbeiterInnen Differenzen schaffen. Zusätzlich zur Umsetzung einer strukturierten (aber dennoch flexiblen) Vorgangsweise ermöglichen deshalb auch laufende Teamsupervisionen und Fall-Intervisionen ein einheitliches, handlungsorientiertes Arbeiten.

8 Der Sozialdienst im Krankenhaus

Die Sozialarbeit im Krankenhaus bildet eine Teildisziplin der klinischen Sozialarbeit und definiert sich durch spezifische Aufgaben, die auf den stationären und ambulanten Aufenthalt und das damit verbundene Entlassungsmanagement beschränkt sind (Bienz, Reinmann, 2004). SozialarbeiterInnen im Krankenhaus beraten und begleiten PatientInnen aller Altersgruppen (bei Bedarf auch Angehörige), deren Lebenssituation sich aufgrund von Krankheit und Behinderung in physischer, psychischer, sozialer, beruflicher, wirtschaftlicher bzw. auch in anderer Hinsicht verändert hat (Göcker, Reen, Nau, 2002).

Der soziale Dienst eines Krankenhauses zeichnet sich durch die Interdisziplinarität verschiedener, intra- sowie extramuraler Berufsgruppen aus, durch eine wertneutrale Position in der Beratung und eine erschöpfende Organisation der möglichen Ressourcen. Unabhängig von religiöser und politischer Zugehörigkeit, gesellschaftlicher Position oder allfälligen diskriminierenden Faktoren werden die KlientInnen wertneutral und nach ethischen Prinzipien beraten und die weitere Versorgung bzw. die nächsten Schritte im Sinne des Patienten oder der Patientin in Zusammenarbeit mit Angehörigen oder öffentlichen Institutionen veranlasst. Die MitarbeiterInnen des Sozialdienstes eines Krankenhauses haben den Auftrag, sich in Abstimmung mit dem behandelnden Arzt, der Pflege und den extramuralen Institutionen für bestmögliche Bedingungen zu verwenden, die der Entscheidungsfindung von PatientInnen zuträglich sind.

Überlegungen zu Wirtschaftlichkeit und Kostenoptimierung prägen das professionelle Entlassungsmanagement einer Klinik. Gleichzeitig sollen PatientInnen möglichst ganzheitlich versorgt nach Hause entlassen bzw. in einer Rehabilitationsklinik oder in einem Pflegeheim untergebracht werden (Reinicke, 2001). Dabei ist zu vermeiden, dass entlassene PatientInnen schon nach kurzer Zeit wieder eingeliefert werden, weil sie zu Hause nicht zurechtkommen oder weil sie sich die Medikamente nicht leisten können. Die Sozialarbeit soll helfen, KlientInnen auf die Zeit nach dem Krankenhausaufenthalt vorzubereiten, ihnen praktische Tipps für den Alltag mitzugeben und das soziale

Umfeld so zu organisieren, dass dieses auch tatsächlich funktioniert. Zusätzlich gehört zu den Aufgaben der MitarbeiterInnen des Sozialdienstes die Mobilisierung individueller Ressourcen, die die PatientInnen selbst, ihr soziales Umfeld oder extramurale Schnittstellen betreffen.

Besonders bei komplikationsreichen bzw. langwierigen, chronischen Erkrankungen, die eine schwere Belastung darstellen, deren Heilungsverlauf aber gerade vom sozialen Befinden beeinflusst wird, bietet der Sozialdienst seinen KlientInnen persönliche Hilfe und Unterstützung. So helfen SozialarbeiterInnen ihren PatientInnen auch bei der Krankheitsbewältigung sowie beim Umgang mit gesundheitlichen Einschränkungen.

Zusätzlich zu den direkt sichtbaren und spürbaren, gesundheitlichen Einschränkungen haben PatientInnen oft mit einem gewissen Rollenverlust zu kämpfen. Durch eine mögliche Veränderung ihres gewohnten Lebensstils und ihrer Lebenswelt werden PatientInnen verunsichert; sie erleben Einschränkungen im Rollenverhalten, fühlen sich stigmatisiert, erleben Stress und Unsicherheit und wissen oft praktisch nicht, wie es weitergehen soll. Mit ihren Leistungen trägt die soziale Arbeit in solchen Fällen zu einer Perspektivenerweiterung bei und ist somit vor allem bei chronischen und komplikationsreichen Erkrankungen unabdingbar (Ansen, Gödecker-Geenen, Nau, 2004).

Die gelungene Bewältigung einer Krankheit stellt einen Zuwachs an personaler, funktionaler und sozial-kommunikativer Kompetenz dar und verbessert die Zufriedenheit und Gesundheit eines Menschen (Bienz und Reinmann, 2004). Kann eine Krankheit nicht erfolgreich bewältigt werden, sinken diese Kompetenzen. Jeder Mensch, der eine Krise mittels eigener, personaler Ressourcen gemeistert hat, geht gestärkt aus dieser schwierigen Lebenssituation hervor und fühlt sich in seinem Selbst motiviert. Wenn jemand hingegen nicht zur eigenen, aktiven Überwindung einer belastenden Situation angeregt wird, sondern ihm/ihr alle Verantwortung und Entscheidung abgenommen wird, kommt es schneller zu einer Verunsicherung und zu Perspektivlosigkeit. Die soziale Arbeit im Krankenhaus unterstützt PatientInnen bei der Aktivierung ihrer personalen Ressourcen und versucht, gemeinsam mit ihnen einen guten Weg für die Zeit nach dem Krankenhaus zu finden.

Wird ein Patient/eine Patientin in einer schwierigen Lebenssituation alleine, ohne Informationen entlassen, so können in Folge einer solchen Nichtversorgung vielschichtige Probleme wie Isolation, psychische und physische

Einschränkungen bis hin zu tatsächlich lebensbedrohenden Ereignissen auftreten.

Die Vermittlung genauer Informationen über mögliche Auswirkungen auf die Lebensqualität, auf das soziale Umfeld und das Alltagsleben kann den Betroffenen helfen, sich auf ihre Krankheit und deren Folgen vorzubereiten und böse Überraschungen zu minimieren. Informationen geben PatientInnen die Möglichkeit, teilweise selbst über ihr Verhalten und ihre Behandlung zu bestimmen, um dadurch die Entwicklung der Krankheit zumindest in eine gewisse Richtung lenken zu können (Ansen, Gödecker-Geenen, Nau, 2004). Die Aufklärung über die Erkrankung obliegt zwar dem Arzt oder der Ärztin. Informationen über mobile Dienste, Notrufe und regionale Angebote gehören hingegen zu den wesentlichen Aufgabengebieten der Sozialarbeit im Krankenhaus.

Durch angemessene Informationen über die Krankheit und deren Verlauf können die Betroffenen auf mögliche Auswirkungen und Konsequenzen vorbereitet werden und lernen, wer in ihrer Region für welche Fragen zuständig ist. Sind PatientInnen selbst nicht mehr in der Lage, entsprechende Entscheidungen zu treffen, so kann die Organisation mobiler Dienste Angehörige entlasten und ihnen zusätzliche Sicherheit bieten.

Netzwerke bieten Betroffenen emotionale sowie materielle und finanzielle Unterstützung. Die SozialarbeiterInnen des sozialen Dienstes eines Krankenhauses aktivieren in erster Linie soziale Netzwerke, vertraute Personen und Angehörige. Damit PatientInnen ihre Krankheit gut bewältigen können, ist es wichtig, dass sie ein Kohärenzgefühl entwickeln. Dies kann aufgebaut und erhalten werden, wenn sowohl das primäre als auch das sekundäre Netz (bestehend aus Familie und Freundeskreis bzw. aus Selbsthilfegruppen und Vereinen) einbezogen und genützt werden. Antonovsky bringt das Kohärenzgefühl in Verbindung mit der sozialen Arbeit in Krankenhäusern. Er sagt, dass es PatientInnen nur mit ausreichender Information möglich ist, auf konstruktive Art und Weise mit ihrer Krankheit und Situation umzugehen und diese zu akzeptieren, indem sie darin eine handhabbare Herausforderung sehen (Antonovsky, 1997).

9 Schnittstellenmanagement aus der Sicht eines Arztes

In einer sehr schnelllebigen Zeit, in der wirtschaftliche Interessen auch im Gesundheitswesen zunehmend an Bedeutung gewinnen, sollte aus ärztlicher Sicht dennoch im Sinne der ganzheitlichen PatientInnenbetreuung auch der Stellenwert der sozialen Situation von PatientInnen für ihre Genesung nicht aus den Augen verloren werden.

Neben einer evidenzbasierten, medizinischen Betreuung der PatientInnen darf das eigentliche Ziel nicht das isolierte Behandeln von Krankheit sein, sondern die Wiederherstellung der Gesundheit eines Menschen. Gemäß Kurzdefinition der Weltgesundheitsorganisation (WHO) aus dem Jahre 1946 ist Gesundheit »ein Zustand vollkommenen körperlichen, geistigen und sozialen Wohlbefindens und nicht allein das Fehlen von Krankheit und Gebrechen«. Aus der Sicht des Mediziners muss man sich wohl zunächst selbstkritisch an diesem Ziel »Gesundheit« messen. Natürlich ergaben sich in den letzten Jahrzehnten ansehnliche Fortschritte im Bereich der medizinischen Forschung, die gemäß entsprechender Guidelines durch die Ärzteschaft umgesetzt werden müssen, so dass im Akutfall die PatientInnen vor allem von einer effizienten, medizinischen Betreuung profitieren können. Dennoch sollten im Verlauf des vollständigen Heilungsprozesses nicht nur Untersuchungsergebnisse beurteilt, sondern auch andere Aspekte bedacht werden. Neben der konsequenten Therapie und Pflege dürfen zwecks biopsychosozialer Genesung die Leistungen des sozialen Dienstes nicht fehlen – dies auch im eigenen Interesse.

Vor allem der Anteil des zu rehabilitierenden Patientengutes – sei es nach prothetischen Operationen oder nach cerebralen Ereignissen – profitiert neben einer professionellen medizinisch-pflegerischen Betreuung vom Sozialdienst im Krankenhaus. So spielt im postoperativen Verlauf neben der professionellen Betreuung am Krankenbett auch die effiziente Kontaktaufnahme und Koordination mit den entsprechenden Stellen der Versicherungsträger eine zentrale Rolle. Vor allem im Dschungel der Bürokratie ist die Spezialisierung einer Berufsgruppe hier durchaus sinnvoll und führt im Sinne einer rascheren Abwicklung des Organisationsablaufes von Reha-Anträgen zu einer

Erleichterung des Krankenhausalltages. Dies stellt neben einer Arbeitserleichterung des Personals – nicht zuletzt auch der Mediziner – vor allem einen zeitlichen Gewinn und somit eine Beschleunigung des Heilungsprozesses für die PatientInnen dar.

In vielen Fällen kann die Behandlung mit der Entlassung nicht vollständig abgeschlossen werden, da – um die Qualität der eingeleiteten Therapie nicht zu gefährden – nebst einer Nachkontrolle oftmals auch eine Weiterbetreuung notwendig ist. So kann jede korrekt eingeleitete Behandlung rasch zunichtegemacht werden, wenn nach der Entlassung die Durchführung der Anordnungen aus sozialen Gründen nicht möglich ist. Können zum Beispiel im Rahmen einer Wundversorgung angeordnete Verbände nicht professionell erneuert werden – sei es durch die Hauskrankenpflege, durch Angehörige oder sonstige Personen –, wird dies dem Heilungsprozess nicht förderlich sein, sondern wohl eher schaden. Auch eine medikamentöse Therapie bedarf neben der Compliance des/der PatientIn oftmals auch einer Supervision, um einerseits die Therapieeffizienz zu gewährleisten und andererseits etwaige Schäden (z. B. durch eine falsche Einnahme) zu verhindern.

Somit müssen bereits im Vorfeld der Entlassung die Rahmenbedingungen zur weiteren Betreuung im häuslichen Umfeld geschaffen werden. Für alle Beteiligten des multiprofessionellen Teams, welches nach der Entlassung für die PatientInnen zuständig ist, ist dann ein optimales Fortsetzen der Therapie im Rahmen eines gut durchdachten und durchplanten Konzeptes möglich. Das Einbinden eines niedergelassenen Mediziners wird in den meisten Fällen ebenfalls sinnvoll sein. Nicht nur in der Organisation kommt dem sozialen Dienst dabei eine zentrale Rolle zu; auch die Koordination und Vermittlung zwischen dem stationären Bereich (medizinisches Fachpersonal) und dem sozialen Sektor (mobile Dienste, niedergelassene ÄrztInnen, Angehörige ...) wird übernommen.

Im Entlassungsprozess kommt dem sozialen Dienst vor allem im Sinne der Terminkoordination und Kommunikation mit den im Weiteren betreuenden Personen – seien dies Angehörige oder mobile Hilfsdienste – eine entscheidende Bedeutung zu. Oftmals sind vor allem Angehörige von der Entlassungssituation per se überfordert und nehmen angebotene Hilfeleistungen (Verordnungsscheine für Heilbehelfe, Kontaktadressen für Unterstützungen, Terminkoordination einer weiteren Rehabilitation ...) dankend an. In den meisten Fällen genügt dabei eine Beratung bzw. das Weiterleiten an extramurale Organisationen. Dieser kleine Anstoß darf durchaus im Sinne der »Hilfe zur Selbsthilfe« gesehen werden. Doch auch dem Krankenhaus selbst kommt eine nachfolgende Betreuung der PatientInnen sicherlich zugute. So kann der Drehtüreffekt vermieden werden, indem die nach dem Aufenthalt notwendige Weiterbetreuung rechtzeitig organisiert wird.

Im System eines Krankenhauses ist es vor allem für die PatientInnen wichtig, dass jede Profession ihren Teil zur Genesung, der aufgrund der jeweiligen Berufsrolle möglich ist, beiträgt, um so eine entsprechende Qualität der PatientInnenbetreuung gewährleisten zu können. Anhand der Bedarfserhebung gewährleistet der Sozialdienst die notwendigen Hilfestellungen beim Organisieren der notwendigen Unterstützungsmaßnahmen. Nicht zuletzt aufgrund der Erfahrungswerte sowie der Kommunikation mit den unterschiedlichsten Berufsgruppen im Krankenhaus und mit den diversen mobilen Hilfsdiensten kann die »Kluft« zwischen medizinischem Fachpersonal, den PatientInnen und deren Angehörigen auf der einen Seite und den extramuralen Organisationen auf der anderen Seite überwunden werden.

Alle Betroffenen werden dem Krankenhausträger dieses zusätzliche Serviceangebot hoch anrechnen.

10 Aspekte der Sozialarbeit im Krankenhaus aus der Sicht von Gesundheits- und Pflegemanagement

Im Krankenanstalten- und Kuranstaltengesetz des Bundes (KAKuG, BGBI. Nr. 1/1957 i.d.g.F.) wird eine Krankenanstalt vor allem als eine Einrichtung für Genesende, die ärztlicher Behandlung und besonderer Pflege bedürfen, oder als eine Anstalt für die Untersuchung und Behandlung von Personen mit bestimmten Krankheiten definiert (BMGF, 2006). Keine Frage – eine Krankenanstalt kommt ihrer kurativen Aufgabe nach. In den letzten Jahren hat sich die Auslegung dieser kurativen Aufgabe verändert. Zu der bereits medizinischen, pflegerischen und psychologischen Versorgung kamen weitere Leistungen hinzu. Dazu gehört unter anderem auch die Sozialarbeit im Krankenhaus.

Die Krankenhaussozialarbeit konzentriert sich vor allem auf Erkrankungen und deren Entwicklungen, welche mit Komplikationen und Veränderungen im psychosozialen Bereich der PatientInnen verbunden sind. Ein wichtiger Ansatzpunkt in der sozialen Arbeit sind soziale Faktoren, welche den Heilungsverlauf der Erkrankung beeinflussen.

Aus Sicht des Gesundheitsmanagements steht die Sozialarbeit im Krankenhaus einer besonderen Herausforderung gegenüber. Durch die hauptsächliche Tätigkeit der Beratung ist es schwierig, die Kompetenzen der Sozialarbeit oder des Sozialdienstes darzustellen. Die klinische Sozialarbeit steht einer messbaren, medizinischen Versorgung und einer ebenfalls messbaren, administrativen Organisation gegenüber. Doch auch die Leistungen des sozialen Dienstes bestimmen das Bild des Hauses und die Zufriedenheit der Kunden in hohem Maße mit. Die positive Einschätzung eines Krankenhauses ist eine wichtige Grundlage für dessen wirtschaftlichen Erfolg.

Auch die Weltgesundheitsorganisation stellt in ihrer Ottawa-Charta die Zusammenhänge der Faktoren für Gesundheit und Krankheit klar dar: »Gesundheit wird von Menschen in ihrer alltäglichen Umwelt geschaffen und gelebt: dort, wo sie spielen, lernen, arbeiten und lieben. Gesundheit entsteht dadurch, dass man sich um sich selbst und für andere sorgt, dass man in die Lage versetzt ist, selber Entscheidungen zu fällen und eine Kontrolle über die eigenen

Lebensumstände auszuüben, sowie dadurch, dass die Gesellschaft, in der man lebt, Bedingungen herstellt, die allen ihren Bürgern Gesundheit ermöglichen« (Keupp in Bienz/Reinmann, 2004). Die Charta zieht neben medizinischen auch persönliche und soziale Aspekte in die Definition von Gesundheit mit ein. Gesundheit wird beschrieben als die Fähigkeit, sich um sich selbst und um andere zu kümmern, selber Entscheidungen zu treffen und Kontrolle über sich selbst zu haben. Die Sozialarbeit in einer Klinik greift ein, wenn Menschen aufgrund von Krankheit nicht (mehr) in der Lage sind, Kontrolle über die eigenen Lebensumstände auszuüben und für sich selbst oder andere zu sorgen, mit dem Ziel, die Betroffenen erfolgreich in die Gesellschaft zu (re)integrieren und ihnen zu einer besseren Lebensqualität zu verhelfen. Der große Einfluss der Lebens- und Arbeitsbedingungen wird deutlich unterstrichen.

Unsere Kollegen in Deutschland sind uns schon einen kleinen Schritt voraus. Der Sozialarbeit in Krankenhäusern wird großteils zuerkannt, dass auch sie zur Wirtschaftlichkeit und vor allem zur Kostenoptimierung beiträgt, da durch ein professionelles Entlassungsmanagement so genannte »Drehtüreffekte« vermieden werden können (Reinicke, 2001). Mit Drehtüreffekten sind Wiedereinweisungen der PatientInnen gemeint. Es soll vermieden werden, dass PatientInnen, die entlassen wurden, schon nach kurzer Zeit wieder aufgenommen werden, da sie mit ihrer neuen Lebenssituation nicht umgehen können. Die klinische Sozialarbeit soll helfen, KlientInnen auf die Zeit nach dem Krankenhausaufenthalt vorzubereiten und ihnen praktische Tipps für ihren Alltag zu geben.

Aktuell haben Sozialdienste in Krankenhäusern in Österreich und Deutschland aber das Problem des Mangels an Personalausstattung, der Arbeitsüberlastung und der fehlenden Kontroll- und Steuerungsmöglichkeit nach der Entlassung der PatientInnen (Reinicke, 2001). Die SozialarbeiterInnen in Krankenhäusern stehen den PatientInnen nur während ihrer stationären oder ambulanten Behandlung zur Verfügung und verweisen sie anschließend an extramurale Organisationen. Somit kann ein erfolgreich abgeschlossener Fall, also ein Patient/eine Patientin, der/die entlassen wurde und erfolgreich extramural versorgt werden kann, nicht wirklich evaluiert werden. Nur die PatientInnen, die wieder ins Krankenhaus aufgenommen werden müssen, sind messbar. Doch diese Ergebnisse bestehen eben nur aus PatientInnen, deren Reintegration ins Leben gescheitert ist.

Die Zukunft der sozialen Arbeit im Krankenhaus hängt aber davon ab, ob es ihr gelingt, ihren eigenständigen Behandlungsbeitrag deutlich zu machen (Ansen et al, 2004). Nicht die Zahl der behandelten PatientInnen macht die Arbeit eines Sozialdienstes aus, sondern die Qualität und der Erfolg der Beratung. Der Erfolg einer Beratung ist ein relativer und flexibler Begriff, der sich nicht immer klar als messbarer Erfolg darstellen lässt. Nicht immer ist es möglich, alle sozialen Belastungen aufzugreifen und zu behandeln. Für manche PatientInnen ist es ein Erfolg, dass sie wieder in ihre eigene Wohnung zurückkehren können. Für andere Betroffene bedeutet Erfolg, endlich innere Ruhe zu finden.

Antonovsky (1997) bringt als erster das Kohärenzgefühl in Verbindung mit sozialer Arbeit in Krankenhäusern. Er sagt, dass es den PatientInnen nur mit ausreichender Information über ihre Krankheit und ihre Situation möglich ist, konstruktiv mit der Krankheit umzugehen und diese zu akzeptieren, sie aber trotzdem als eine handhabbare Herausforderung zu sehen (Antonovsky, 1997). Um dieses Kohärenzgefühl aufbauen und später erhalten zu können, ist es wichtig, das primäre Netz, also Familie und Freundeskreis, sowie das sekundäre Netz, wie Selbsthilfegruppen und Vereine, einzubeziehen und zu nützen. Diese Netzwerke können den Betroffenen emotionale sowie materielle oder finanzielle Unterstützung bieten, die sie brauchen, um sich auf die Krankheit und deren Bewältigung konzentrieren zu können. Um aber diese Netzwerke aktivieren und den PatientInnen umfassende Informationen bieten zu können, bedarf es der Krankenhaussozialarbeit.

Die PatientInnen finden sich im Krankenhaus in einer neuen und ungewohnten Situation wieder, die von mehreren Faktoren bestimmt wird. Der ausschlaggebendste Faktor ist der der gesundheitlichen Beeinträchtigung. KlientInnen des Sozialdienstes haben häufig ein chronisches Leiden, das oft mit der Einnahme vieler Medikamente verbunden ist, die die Gefühlsstimmung beeinflussen können. Viele PatientInnen müssen Schmerzen ertragen und sind durch ihr Leiden in ihrer Lebensqualität eingeschränkt, was für sie sehr belastend ist.

In dieser neuen Situation können auch Ängste auftreten. Angst entsteht dadurch, dass die Betroffenen das Gefühl haben, (wenn auch nur vorübergehend) die Kontrolle über sich selbst zu verlieren. Im Krankenhaus werden den PatientInnen Entscheidungen abgenommen, und der Tagesablauf wird für sie bestimmt.

Mit den gesellschaftlichen und demographischen Änderungen der Bevölkerung (und vor allem der PatientInnen) ändern sich auch die Ansprüche und generellen Faktoren der Nutzer von Serviceleistungen. PatientInnen haben das Bedürfnis, individuell behandelt zu werden, als eigenständige Person gesehen zu werden und nicht nur als eine Nummer vermerkt zu sein. Die Arbeit des sozialen Dienstes ändert sich mit der Entwicklung der Menschen. Der Anteil älterer Menschen in der Gesellschaft ist in den letzten Jahren gestiegen und wird aufgrund des medizinischen Fortschritts auch weiterhin wachsen. Die Hauptzielgruppe der sozialen Dienste werden KlientInnen im hohen Alter sein. Die Zahl der Single-Haushalte ist ebenfalls im Steigen begriffen – eine Tatsache, die die Frage aufwirft, wer diese Menschen (vor allem zu Hause) notfalls versorgen kann. Viele PatientInnen leben alleine, und die Unterstützung durch soziale Netzwerke (wie z. B. von der Familie) ist eher gering. Unterstützt durch die verstärkte Berufstätigkeit von Frauen wird die Bereitschaft von Angehörigen, PatientInnen zu Hause zu versorgen, immer geringer. Dennoch ist die Umstellung auf eine neue Situation, in der man auf fremde Hilfe angewiesen ist, besonders für ältere, allein lebende Menschen sehr schwierig.

Gemeinsam mit diesen praktischen Aspekten fordern vielverwendete Schlagworte wie »demographischer Wandel«, »Überalterung der Gesellschaft« und »Unfinanzierbarkeit der Versorgung« unmissverständlich dazu auf, im Gesundheitswesen etwas zu tun und neue, innovative Wege einzuschlagen, um die Sozialarbeit in einem Krankenhaus als das zu sehen, was sie ist: nämlich als Wegbereiter im österreichischen Gesundheitssystem.

11 Die Definition von sozialer Arbeit im Krankenhaus

Die Sozialarbeit in Krankenhäusern ist eine Teildisziplin der klinischen Sozialarbeit und definiert sich unter anderem durch soziale Beratung, Krisenintervention, sozialanwaltschaftliches Engagement, praktische Hilfen im Alltag, Hilfe bei der Bewältigung sozialer, materieller und persönlicher Probleme, allgemeine Unterstützung und Weiterversorgung von PatientInnen und deren Angehörigen. Um soziale Arbeit im Krankenhaus umsetzen zu können, bedarf es fundierter und methodischer, sozialarbeiterischer Kompetenzen. Die Fähigkeit zur Gesprächsführung, Krisenintervention und Gesundheitsberatung, zur Vermittlung lebenspraktischer Fähigkeiten, zur Erschließung von Sozialleistungen und zur Organisation und Koordination von Nachsorgemaßnahmen zählen zu den Voraussetzungen, um erfolgreich soziale Arbeit leisten zu können. Zu den Beratungsleistungen der sozialen Arbeit zählen im Krankenhaus unter anderem die Auskunft und Beratung über Sozialleistungen, die Hilfe bei der Bewältigung häuslicher Probleme, Gespräche mit Angehörigen, Hilfestellungen für eine gesundheitsfördernde Lebensweise, die Unterstützung bei der Lösung seelischer Konflikte, die Beratung über die Folgen chronischer Erkrankungen und die Beratung bei krankheitsbedingten, beruflichen Problemen (Ansen, Gödecker-Geenen & Nau, 2004).

SozialarbeiterInnen verfügen über die notwendige Kompetenz, soziale, familiäre und persönliche Konflikte und Krisen zu erkennen und weitere Schritte für die Versorgung eines Patienten/einer Patientin einzuleiten. Die Möglichkeit einer Überweisung an PsychologInnen, PsychotherapeutInnen oder MedizinerInnen und die Einbeziehung der Pflege stellen für die Sozialarbeit im Krankenhaus eine wesentliche Unterstützung dar.

Im Bereich des Schnittstellenmanagements stehen vielfältige Aufgaben an, die in der Praxis von unterschiedlichen Berufsgruppen wahrgenommen werden. Zumeist sind es Ärzte und Ärztinnen, die in Kontakt mit den Zuweisern (d. h. mit FachärztInnen und niedergelassenen MedizinerInnen) sind; es liegt daher in ihrem Verantwortungsbereich, entsprechende Informationen weiterzuleiten. Die diplomierte Gesundheits- und Krankenpflege organisiert in denjenigen Fällen ambulante Pflegedienste, in denen pflegerisch relevante Maßnahmen und Informationen für die weitere Versorgung notwendig sind. Die MitarbeiterInnen des sozialen Dienstes vernetzen ambulante Pflegedienste und bearbeiten Schwerpunkte im sozialen Umfeld; gleichzeitig kümmern sie sich um diverse, lebenserleichternde Hilfen.

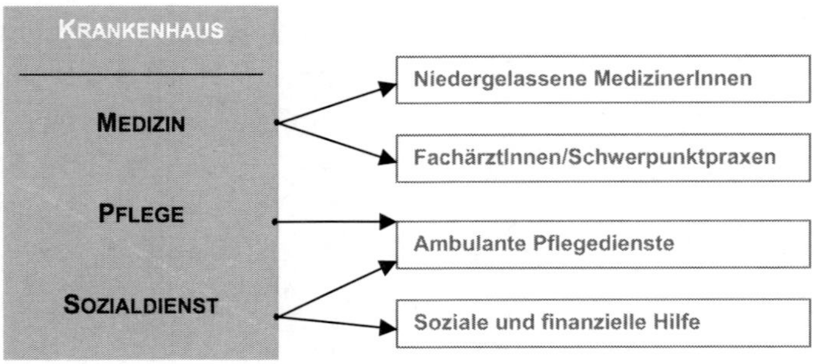

Schnittstellen zwischen ambulanter und stationärer Versorgung (Schaeffer, 1998)

Die Sozialarbeit im Krankenhaus agiert in der Zusammenarbeit mit anderen Fachbereichen interdisziplinär und betrachtet den Menschen ganzheitlich mit seinen individuellen Bedürfnissen. Eine Zuteilung der Abteilung Sozialdienst zu einer Fachabteilung kann in Spezialkliniken Sinn machen, ist aber für eine Klinik mit vielen Fachbereichen nicht zu empfehlen. Aus der interdisziplinären Perspektive heraus ergibt sich die hierarchische Zuordnung und Gliederung entweder in einem interdisziplinären Department oder direkt der Krankenhausleitung.

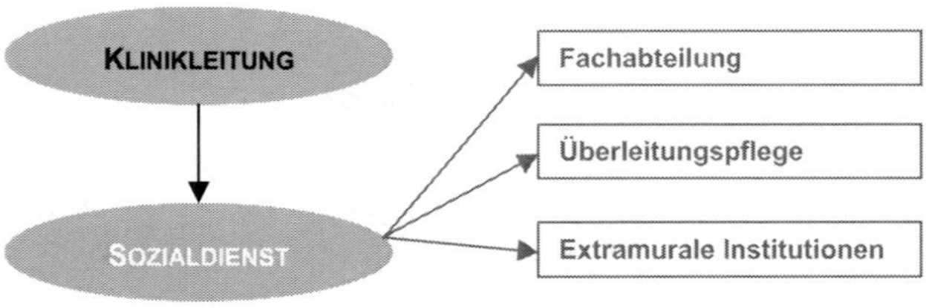

Die Ziele der Sozialarbeit gliedern sich laut Jane Addams (1893) generell in drei große Bereiche: in die solidarische Teilhabe am Leben der Menschen, in die integrale Demokratie als Ausweitung der Demokratie auf alle gesellschaftliche Lebensbereiche bzw. Teilsysteme und in die Erneuerung des Humanismus – die Hinwendung zum Menschen in seiner individuellen Würde an Stelle einer herablassenden Barmherzigkeit (Adams in Staub-Bernasconi, 2007). Die heutige Sozialarbeit im Krankenhaus beinhaltet die Teilhabe am Leben der Menschen und an deren sozialem Netz, das demokratische Agieren zwischen den einzelnen Akteuren und Systemen und die Mobilisation individueller Ressourcen. Eine soziale Intervention gilt dann als gelungen, wenn KlientInnen in ihren eigenen Fähigkeiten bestärkt und unterstützt wurden. Nicht wirklich zielführend sind hingegen Bemühungen, den Betroffenen im Vorhinein alles aus der Hand zu nehmen. Die nachfolgende, von Salomon im Jahre 1926 festgelegte Definition von Sozialarbeit trifft auf alle Ausprägungen der sozialen Arbeit im Krankenhaus zu.

Die »Kunst zu helfen« kann als Grundlage von Theorie und Methode der sozialen Arbeit betrachtet werden. Nach Salomon bedeutet dies, »dass man Menschen hilft, sich in der gegebenen Umwelt einzuordnen, zu behaupten, zurechtzufinden – oder dass man seine Umwelt so umgestaltet, verändert, beeinflusst, dass er sich darin bewährt, seine Kräfte entfalten kann« (Salomon, 1926, in Grießler-Piltz, 2005).

Die menschliche Gesundheit wird von der sozialen Umwelt direkt beeinflusst. Wenn dieses Umfeld geordnet ist, wiederhergestellt oder verändert wird, kann man von einem direkten Zusammenhang zwischen dem sozialen Kontext und dem Menschen sprechen. Im Rahmen einer differenzierten Betrachtung umfasst die soziale Umwelt nach Bierbrauer (2005) folgende Punkte:

- gesellschaftliche und situationsbezogene Rahmenbedingungen, in die das Verhalten und Erleben einer Person eingebunden sind,
- kontextbezogene Werte, Normen und Rollenerwartungen,
- Handlungen von Personen und Interaktionen zwischen Personen und Gruppen,
- andere Personen, seien sie real anwesend oder auch nur in der Vorstellung präsent (z. B. indem sich jemand mit einer solchen Person vergleicht) (Hartung, 2006)

Die Berücksichtigung der sozialen Umwelt ist für die soziale Arbeit also unabdingbar. Dienstleistungen durchzuführen, ohne dabei die Probleme in ihrem sozialen Kontext zu betrachten, wäre keine echte Sozialarbeit.

12 Sozialdienst versus Überleitungspflege

In den letzten fünfzehn Jahren hat sich in Österreich zusätzlich zum Sozialdienst die Überleitungspflege im Bereich des Entlassungsmanagements etabliert. Diese Überleitungspflege (manchmal auch Übergangspflege genannt) bietet nebst der pflegerischen Beratung auch Unterstützung bei der Organisation von Hilfsmitteln, sie beurteilt, wie eine Pflege zu Hause funktionieren kann, sie organisiert mobile Pflegedienste und bietet allgemein Rat im sozialen Umfeld. Die Schnittstelle zwischen Sozialdienst und Überleitungspflege kann per se aus dieser Definition abgeleitet werden. Der Schwerpunkt der sozialen Abteilung einer Klinik liegt auf ebendiesen sozialen Aspekten – also auf allem, was im Umfeld des/der PatientIn dessen/deren Gesundheit zu beeinträchtigen droht (z. B. finanzielle Schwierigkeiten, Konfliktsituation Wohnen, Sucht, etc.). Die Überleitungspflege fokussiert sich auf den Patienten bzw. auf die Patientin und die nötigen pflegerischen Maßnahmen – also auf alles, was zur Pflege, Erhaltung und Wiederherstellung der Gesundheit beiträgt (z. B. Versorgung von Wunden, Prävention und Gesundheitsförderung, Beratung bei allen pflegerelevanten Themen, etc.). In der Praxis ist der Unterschied zwischen Überleitungspflege und Sozialdienst für Außenstehende nicht leicht zu erkennen. Beide bedienen sich oft derselben Maßnahmen und Instrumente (Anträge, Formulare etc.); sie arbeiten mit denselben oder mit ähnlichen Institutionen im extramuralen Bereich zusammen und sind darum bemüht, die PatientInnen so gut versorgt (und so rasch) wie möglich auf ihre Entlassung aus dem Krankenhaus vorzubereiten.

Für die MitarbeiterInnen von Medizin und Pflege ist die Differenzierung zwischen den beiden Diensten auch nicht immer ganz eindeutig. Oft sehen sie nur den Erfolg bzw. das Endergebnis und wissen nicht um die unterschiedlichen Zugänge und Methoden der Beratung. Eine pflegerische Beratung kann einer Sozialberatung jedoch nicht gleichgesetzt werden. Deshalb ist es wichtig, dass Sozialdienst und Überleitungspflege in der Praxis über die Grenzen des eigenen Arbeitsfeldes Bescheid wissen und über diese Grenzen hinweg eine gute Zusammenarbeit pflegen. Durch gegenseitige Zuweisungen und eine

Strukturierung des Angebots erreichen die Dienstleistungen die PatientInnen auf gezielte und effiziente Art und Weise.

Die Sozialarbeit im klassischen Sinne ist im Gesundheitswesen nicht explizit gesetzlich verankert. Ausnahmen gibt es beispielsweise auf dem Gebiet der Schwangerschaftskonfliktberatung, in der Geriatrie, auf Palliativabteilungen und bei der Beratung von psychiatrischen PatientInnen. Die Arbeit des Sozialdienstes ist je nach Krankenanstaltenordnung in jeder Klinik individuell geregelt. Die Anstaltsordnung für das Allgemeine öffentliche Krankenhaus der Stadt Linz regelt den Sozialdienst im §12 und 13 »Entlassung« und im §20 »Sicherstellung religiöser und psychologischer Betreuung sowie sozialer Beratung der Patienten« (Anstaltsordnung AKh Linz, 2006).

Der Dienst der Überleitungspflege ergibt sich in Österreich aus dem Gesundheits- und Krankenpflegegesetz (GuKG), in dem im interdisziplinären Tätigkeitsbereich unter §16 auch die Aufgaben und Pflichten der diplomierten Gesundheits- und Krankenpflege geregelt sind (Weiss-Faßbinder, 2000).

Die Einrichtungen Sozialdienst und Überleitungspflege sind für ein Schwerpunktkrankenhaus von großer Bedeutung und haben somit beide ihre Berechtigung. Es darf nicht geschehen, dass die eine Abteilung die andere ersetzt, dass beide Einrichtungen zusammengelegt oder gar als ein und dieselbe Institution gesehen werden. Qualitative Einschränkungen und Ineffizienz in der Versorgung wären die Folge. So wie die Pflege den Fokus auf pflegerisch wichtige Maßnahmen legt, achtet ein(e) SozialarbeiterIn auf sozial relevante Umfeldfaktoren. Könnte die eine Berufsgruppe den Job der anderen machen, bedürfte es – rein theoretisch gesehen – keiner Spezialisierung auf dem jeweiligen Gebiet. Weil jedoch die Vertreter beider Berufe sich zum Ziel gesetzt haben, PatientInnen nach einem Krankenhausaufenthalt gut versorgt zu entlassen, können Sozialdienst und Überleitungspflege nur interdisziplinär agieren.

13 Die Arbeitsfelder und Aufgaben eines Sozialdienstes

Die Hauptaufgaben des Sozialdienstes sind in der Vorbereitung und Organisation der Entlassung und Nachsorge im extramuralen Bereich sowie im Umgang mit den psychosozialen Problemen von PatientInnen zu finden. Psychosoziale Probleme treten hauptsächlich im Zusammenhang mit allgemeinen Informationsdefiziten und Kommunikationsschwierigkeiten zwischen verschiedenen sozialen Systemen, infolge eines Hospitalismus oder Verlusts der eigenen Rollen und Lebenswelten bzw. im Rahmen einer Fehlunterbringung auf (Ansen, Gödecker-Geenen und Nau, 2004). Um die Arbeitsfelder nicht zu begrenzen, ist eine Definition sinnvoll, die über einzelne Begriffe hinausgeht. Eine zu starre und exakte Eingrenzung der Arbeits- und Tätigkeitsfelder würde zur Folge haben, dass die Reichweite der Sozialarbeit eingeschränkt würde. Trotzdem muss aus ökonomischen, strukturellen und personellen Gründen eine schwerpunktmäßige Festlegung von Dienstleistungen erfolgen. Eine solche Regelung lässt jedoch in besonderen Fällen Ausnahmen und individuelle Arbeitsreichweiten zu. In der Praxis bedeutet dies, dass es nebst einer Festlegung genereller Leistungen des Sozialdienstes eines Krankenhauses auch Möglichkeiten geben sollte, Dienste am Patienten/an der Patientin flexibel zu gestalten.

Über die basisrelevanten Arbeitsfelder hinaus kann die Sozialarbeit im Krankenhaus interdisziplinäre Bereiche horizontal widerspiegeln, indem sie Aufschluss über PatientInnenschichten, Versorgungsmöglichkeiten und -defizite, abteilungsspezifische Charakteristika, medizinische und pflegerische Themen der Versorgung, strukturelle und personelle Bereiche gibt und insbesondere der Krankenhausleitung Rückmeldungen über das Funktionieren oder Nichtfunktionieren des Entlassungsmanagements liefert. Idealerweise ist der Sozialdienst einer Klinik einer medizinischen Leitung der obersten hierarchischen Ebene unterstellt. Nur so können Informationen direkt an entsprechende Stellen weitergeleitet, Aussagen und Entscheidungen getroffen und eine unabhängige, humanistisch-soziale Versorgung gewährleistet werden. In der Praxis sollten in regelmäßigen Besprechungen mit der medizinischen

Direktion die extramurale Versorgung aller PatientInnen des Krankenhauses reflektiert, Veränderungen mit den Strategien des Hauses abgestimmt und Maßnahmen zu einer entsprechenden Verbesserung oder Veränderung getroffen werden.

Das Angebotsspektrum und Programm der sozialen Arbeit im Krankenhaus sollte folgende Punkte beinhalten:

- Lebensweltorientierung, Alltagsrelevanz (Pantucek, 1998)
- einen niederschwelligen Zugang
- ein breites, flexibles, handlungsorientiertes Methodenrepertoire (Galuske, 1998)
- Ressourcenorientierung, Empowerment (Herringer, 1997; Nestmann 1999; Stark, 1996)
- Interdisziplinarität und Vernetzung

Diese fünf Überpunkte (nach Strauß et al., 2002) der Sozialarbeit im Krankenhaus können als allgemeine Leitlinien für die Praxis dienen. Sie beschreiben kurz und prägnant, was sozialarbeiterisches Agieren ausmacht und wie die Handlungsfelder zu setzen sind. Arbeitsfelder und Aufgabenbereiche können auf ihre Übereinstimmung mit den Leitlinien überprüft und letztlich den Dienstleistungen angepasst werden.

14 Das allgemeine Tätigkeitsprofil der Sozialarbeit

Soziale, materielle und persönliche Probleme von PatientInnen und Angehörigen werden sozialanamnestisch erhoben und im Rahmen einer individuellen Beratung bearbeitet. Der Leistungskatalog des Sozialdienstes – die Fähigkeiten zur Gesprächsführung, Krisenintervention und Analyse von Lösungsstrategien in Bezug auf Belastungen, die Gesundheitserziehung und -beratung, die Vermittlung lebenspraktischer Fähigkeiten, die Erschließung von Sozialleistungen und die Organisation und Koordination von Nachsorgemaßnahmen – stellt die Basis einer sozialen Beratung dar.

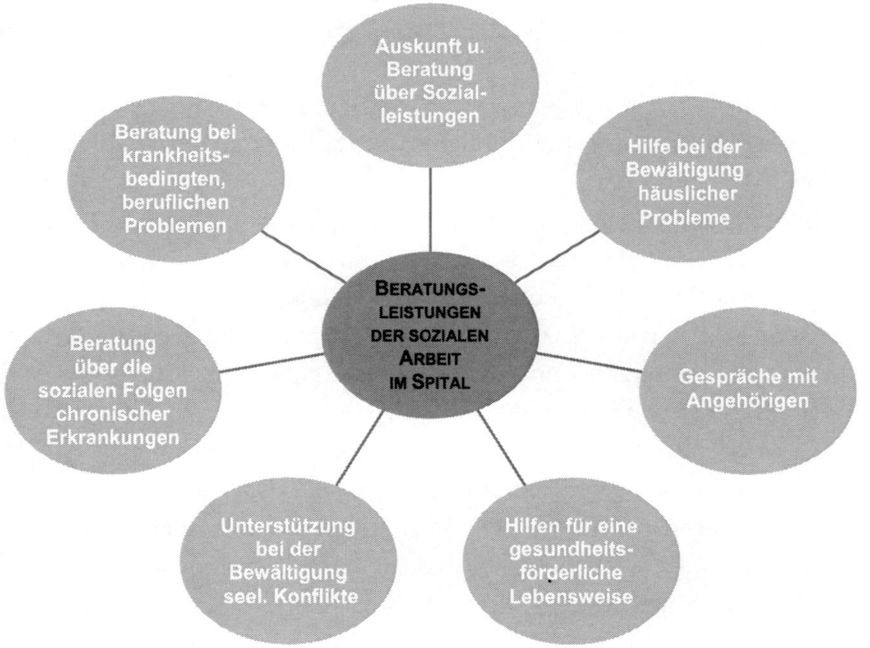

Modell nach Ansen, 2004

Die Beratung und Auskunft über soziale Leistungen wird individuell an den einzelnen Patienten/an die Patientin angepasst. Öffentliche Sozialleistungen unterliegen einem ständigen Wandel; die Informationen dazu müssen deshalb immer auf dem neusten Stand sein. Außerdem muss individuell abgewogen werden, welche Maßnahmen zur jeweiligen Situation, zu Versicherungsstatus und Lebensstil passen. Was für den einen Patienten gilt, kann einem anderen in keinster Weise dienlich sein.

Die Hilfe bei der Bewältigung häuslicher Probleme beinhaltet die Bereiche von der Einkaufshilfe über den Besuchsdienst bis hin zur Wohnungsreinigung; je nach regionalen Gegebenheiten können diese Hilfestellungen recht unterschiedlich ausfallen. Was in der einen Stadt angeboten wird, muss in einer anderen Region nicht unbedingt vorhanden sein. Regional unterschiedliche Strukturen erschweren einem oftmals den Überblick über verschiedene Hilfen und deren Organisation. Der soziale Dienst eines Krankenhauses soll ebendiese möglichen Hürden kennen und wenn möglich aus dem Weg räumen.

Eine weitere Leistung des Sozialdienstes ist das Angehörigengespräch. Hier können einerseits wichtige Schritte rund um die Entlassung besprochen werden; andererseits haben Angehörige die Möglichkeit, Probleme, die aufgrund der Erkrankung eines Familienmitgliedes aufgetreten sind bzw. auftreten könnten, zu besprechen.

PatientInnen, die aufgrund ihrer Erkrankung Unterstützung zum Thema gesundheitsfördernde Lebensweise benötigen, erhalten im Rahmen einer sozialen Beratung Informationen über Entwöhnungs-, Rehabilitations-, Erholungs- oder Kureinrichtungen. Außerdem stehen ihnen Informationsmaterialien über Selbsthilfegruppen, externe Beratungsstellen, niedergelassene TherapeutInnen und vieles mehr zur Verfügung.

Die soziale Beratung und Unterstützung bei der Bewältigung seelischer Konflikte beinhaltet unter Beachtung der psychosozialen Faktoren auch den Bereich der akuten Krisenintervention. Auf diesem Gebiet ist in sehr vielen Fällen eine Kooperation mit dem psychologischen Dienst des Krankenhauses (bzw. die Weiterleitung an diesen) sinnvoll. Sind seelische Konflikte ausschließlich auf Ressourcenproblematiken zurückzuführen, können diese beispielsweise mit der Regelung finanzieller Probleme beseitigt werden, ohne dass dafür eine therapeutische Unterstützung benötigt wird. Wenn hingegen emotionale Faktoren im Vordergrund eines Konfliktes stehen, muss unbedingt über eine Zuweisung an die KollegInnen der Psychologie nachgedacht werden.

Die Beratung zu den sozialen Folgen einer Erkrankung umfasst einen sehr großen Bereich. Fragen zur Pensionierung, zu den Finanzen, zur Familie bis hin zu Ablebensregelungen bilden die Hauptspektren eines solchen Gesprächs, im Rahmen dessen ein/e SozialarbeiterIn den KlientInnen mit Rat und Tat zur Seite steht. Im Zuge einer Erkrankung kommt es nicht selten zu Fragen, bei denen es um Themen wie z. B. Versicherung, Krankenstand, Umschulung, Einkommen, Ausbildung, etc. geht und die in absehbaren Fällen krankheitsbedingter, beruflicher Probleme mit einem/r SozialarbeiterIn besprochen werden können.

Generell betrachtet ist die Sozialarbeit in einem Krankenhaus sehr vielseitig und immer vom jeweiligen Gesundheitszustand, von der entsprechenden Prognose und der Persönlichkeit des Patienten/der Patientin abhängig. Was für den einen Patienten einen Vorteil darstellt, kann für den anderen den Verlust jeglicher Lebensmotivation bedeuten. Deshalb sind sowohl die Beratung als auch das Dienstleistungsangebot individuell an die Zielsetzung und an die entsprechenden Maßnahmen anzupassen.

Im Folgenden werden sechs Teilbereiche der sozialen Dienstleistungen angeführt. Diese stellen die Überbegriffe der Tätigkeitsfelder in einem Krankenhaus dar. Die MitarbeiterInnen der einzelnen Abteilungen haben innerhalb des Krankenhauses die Möglichkeit, vorselektiert die Dienstleistungen des sozialen Dienstes zu wählen.

Die Beratung vor, während und nach dem Krankenhausaufenthalt

Die MitarbeiterInnen des Sozialdienstes unterstützen PatientInnen und Angehörige bei der Krankheitsbewältigung und bei der Verbesserung der damit verbundenen Bedingungen. Gemeinsam werden Strategien, Wege und Möglichkeiten individuell an die Bedürfnisse der KlientInnen und an die jeweilige Situation angepasst. Im Gespräch werden Handlungsmöglichkeiten aufgezeigt und weitere Schritte zur Veränderung eingeleitet.

Informationen über die Krankheit und die möglichen Auswirkungen auf das Alltagsleben werden mit PatientInnen und Angehörigen in interdisziplinären Teamgesprächen – d. h. mit Vertretern anderer Berufsgruppen – bearbeitet. ÄrztInnen, diplomierte KrankenpflegerInnen, PhysiotherapeutInnen, PsychologInnen und SozialarbeiterInnen besprechen dabei mit den Betroffenen die Behandlung und Versorgung nach dem Krankenhausaufenthalt.

Im Krankenhaus haben PatientInnen und Angehörige die Möglichkeit, kostenlos eine soziale Beratung in Anspruch zu nehmen. Dabei werden soziale Umfeldfaktoren und Einflüsse analysiert und gemeinsam mit den Beteiligten mögliche Maßnahmen erarbeitet. Ressourcen und Barrieren werden angeführt und den individuellen Zielsetzungen angepasst. Die Beratung soll den Beteiligten helfen, sich in relativ kurzer Zeit einen Überblick über finanzielle, strukturelle und institutionelle Möglichkeiten zu verschaffen. Die soziale Beratung von PatientInnen und deren Angehörigen kann im Zuge des (ambulanten oder stationären) Krankenhausaufenthaltes erfolgen. Diese ist jedoch an eine laufende Behandlung im Krankenhaus gebunden.

Weiterversorgung der PatientInnen – Entlassungsmanagement

Die Weiterversorgung von PatientInnen beinhaltet u. a. die administrative Einleitung von Anträgen, Verfahren etc., deren Abwicklung in bestimmten Fällen auch vom sozialen Dienst übernommen werden kann. Bei der Organisation der weiteren Versorgung des Patienten/der Patientin werden Angehörige in diesen Prozess mit eingebunden und in ihren Bemühungen unterstützt. In Einzelfällen, in denen PatientInnen nicht mehr selbst dazu in der Lage sind und keine Angehörigen haben, bzw. wenn kurzfristige Dienstleistungen rasch erledigt werden müssen, übernehmen SozialarbeiterInnen auch kleinere, administrative Aufgaben, um damit die weitere Versorgung zu gewährleisten.

Organisation des Entlassungsvorganges

Die Organisation des Entlassungsvorganges beinhaltet die komplette Übernahme des Entlassungsvorganges durch den sozialen Dienst eines Krankenhauses. Dies geschieht nur dann, wenn der/die PatientIn keine Angehörigen hat, die in den entsprechenden Entscheidungsprozess mit einbezogen werden könnten, bzw. wenn die Weiterversorgung derart kompliziert und aufwendig ist, dass PatientInnen und Angehörigen die selbstständige Veranlassung diesbezüglicher Schritte kaum zugemutet werden kann. Dieser Dienstleistungsbereich beinhaltet auch die vollständige Übernahme der Organisation von finanziellen, materiellen oder strukturellen und institutionellen Ressourcen. In Absprache mit den behandelnden MedizinerInnen und evtl. mit den rechtlich betrauten Personen werden zum Wohle des Patienten/der Patientin Entscheidungen nach ethischen und moralischen Grundsätzen getroffen und dementsprechend umgesetzt. Die SozialarbeiterInnen des Sozialdienstes müssen gerade in diesem Bereich der Dienstleistung ein sehr hohes Maß an Flexibilität und ethischer Verpflichtung an den Tag legen. Geradezu unerlässlich ist dabei ein empathisches Grundverständnis für die bisherige Lebensweise des einzelnen Menschen und für daraus resultierende Wünsche und Möglichkeiten.

Psychosoziale Diagnostik

PatientInnen, die durch ihre Erkrankung in ihrem Handeln eingeschränkt bzw. nur bedingt in der Lage sind, eigenständig weitere Schritte zu setzen, erhalten von MitarbeiterInnen des sozialen Dienstes Unterstützung. Aufgrund der im Rahmen der Sozialanamnese festgehaltenen Defizite und der daraus abgeleiteten sozialen Diagnose werden Maßnahmen und Ziele zur Bewältigung personaler Problematiken festgehalten. Eine psychosoziale Diagnostik wird von den MitarbeiterInnen des Sozialdienstes bei PatientInnen mit chronischen Erkrankungen, im Falle einer Krisenintervention, bei Fragen zur Schwangerschaft und in ähnlichen, schwierigen Lebenssituationen durchgeführt. Der Fokus einer solchen Intervention liegt im Bereich des sozialen Umfeldes und der strukturellen, finanziellen Ressourcen und Barrieren. Sollte sich beim Erstgespräch herausstellen, dass die Probleme des Patienten/der Patientin hauptsächlich in das Arbeitsgebiet der Psychologie fallen, erfolgt eine entsprechende Überweisung an den Psychologen/die Psychologin.

Soziotherapie

Die Soziotherapie ist ausschließlich im Tätigkeitsbereich eines Krankenhauses zu finden und gehört primär zur klinischen Sozialarbeit. Der soziotherapeutische Auftrag lautet, KlientInnen an die Bewältigung eines komplexen Alltags heranzuführen. Deshalb werden hauptsächlich KlientInnen, die (z. B. infolge einer chronischen Erkrankung) eine längere Zeit im Krankenhaus verbringen, soziotherapeutisch begleitet. Das heißt, dass PatientInnen, die eine Motivation, eine Entwicklung von Coping-Strategien und eine Aktivierung sozialer Ressourcen benötigen, dem Sozialdienst zur entsprechenden Soziotherapie zugewiesen werden können. PatientInnen werden schrittweise an eine veränderte Lebenssituation herangeführt und in den eigenen Strategien unterstützt und gestärkt. Ziel ist es, gemeinsam mit dem sozialen Umfeld neue Wege, Probleme und Widersprüche zu analysieren (Grießler-Piltz, 2005).

Koordination von Heilverfahren

Die Organisation, Administration und Koordination versicherungsrelevanter Daten und die Kostenübernahme durch Versicherungsträger werden für die PatientInnen des Krankenhauses geklärt. In dringenden Fällen können auch schon während des Krankenhausaufenthaltes Termine für das Anschlussheilverfahren vereinbart werden. So können PatientInnen oftmals direkt nach der Entlassung aus dem Krankenhaus zur weiteren therapeutischen Intervention in eine Rehabilitationsklinik eingewiesen werden, bzw. erhalten sie – falls es keine anderen Möglichkeiten der pflegerischen Versorgung gibt – kurzfristig ein Pflegebett. Die entsprechende Anordnung von Heilverfahren ist jedoch ausschließlich Sache der MedizinerInnen.

Die Zuweisung der KlientInnen zum sozialen Dienst kann durch die Pflege oder durch die Medizin erfolgen. Aufgrund aktueller Probleme, die im Zusammenhang mit einer Erkrankung stehen, werden die PatientInnen dem Sozialdienst nach den oben angeführten Selektionskriterien zugewiesen. Die Auslöser und Ursachen für die Problembereiche, die von der sozialen Arbeit im Krankenhaus abgedeckt werden, sind sehr vielfältig: Krankheiten ganz allgemeiner Art, Unfallereignisse, Suchtprobleme, Verhaltensauffälligkeiten, Ausbildungs- und berufsspezifische Problematiken, Wohnsituation, Einkommen und Finanzen, Rechtsstatus, soziale Desintegration, Konflikte und Krisen sowie Fragen nach möglichen Ressourcen und Heilverfahren.

Die Dienstleistungen leiten sich individuell und fallbezogen ab und umfassen folgende Aufgabengebiete: Sozialanamnese, Abklärung von Ressourcen, Erarbeitung von Bewältigungsstrategien, Beantwortung arbeitsrechtlicher Fragen, Organisation einer Unterbringung nach dem Krankenhaus, Erschließung finanzieller Unterstützungen, Abklären des rechtlichen Status, Beratung bei Gewalt und Krisen und Organisation von alltäglichen, lebenserleichternden Maßnahmen.

Die Ergebnisdokumentation der Sozialarbeit ermöglicht eine Evaluation der einzelnen Problemstellungen und beschreibt den Zustand des Klienten/der Klientin zum Zeitpunkt der Entlassung aus dem Krankenhaus. Vor allem wird auch beurteilt, inwieweit der/die PatientIn und/oder die Angehörigen in der Lage sind, die für die weitere Versorgung relevanten Schritte selbstständig zu setzen.

15 Die soziale Beratung und die Beratungsbeziehung

Die soziale Beratung ist eine problembezogene Kommunikation, in der die BeraterInnen an die Ratsuchenden Informationen, Empfehlungen und Deutungen zu lebenspraktischen Problemen weitergeben (Bienz, Reinmann, 2004). Am Beginn jeder Beratung steht das anamnestische Gespräch. Gemeinsam mit PatientInnen, Angehörigen und/oder mit Vertretern verschiedener Berufsgruppen des Krankenhauses werden wesentliche, aktuelle Themen wie bevorstehende Maßnahmen und Zielsetzungen usw. erhoben und analysiert, wobei die Möglichkeiten und Varianten einer Lösung abgewogen werden. Letztendlich soll eine Entscheidung immer dem Wohle des Patienten oder der Patientin dienen. In der Praxis zeigt sich, dass es oftmals sehr schwierig ist, gleichzeitig dem Willen der PatientInnen, der Angehörigen und des Krankenhauspersonals gerecht zu werden. Eine Patientin, die bettlägerig ist und rund um die Uhr gepflegt werden muss, kann ihren Wunsch, nach Hause zu gehen, noch so innig äußern – wenn die strukturellen Gegebenheiten dafür nicht gegeben sind und im extramuralen Bereich das Angebot einer 24-Stundenbetreuung fehlt, dann ist dies einfach nicht möglich. Hier gilt es, gemeinsam eine Entscheidung zu treffen, die frei von Illusionen, jedoch darauf fokussiert ist, dass die Patientin trotzdem noch die Wahlmöglichkeit zwischen einzelnen Pflegeeinrichtungen hat. Insofern zeichnet sich die soziale Beratung durch ein hohes Maß an Diplomatie in der Gesprächsführung aus, durch ein wertschätzendes Wahrnehmen individueller Wünsche sowie durch einen respektvollen Umgang mit einer bestimmten Situation.

Weakland und Herr (1992) beschreiben folgende Punkte, die von BeraterInnen im Rahmen einer erfolgreichen Beratungssituation angestrebt bzw. vermieden werden sollten:

- Generell sind Auseinandersetzungen mit KlientInnen zu vermeiden.
- Keine der involvierten Parteien sollte versuchen, andere zu einer Änderung ihrer Einstellung oder ihres Weltbildes zu bewegen.
- Der Versuch, eine bestimmte Meinung des anderen zu ändern, stört die Be-

ratungsbeziehung und bringt die angegriffene Partei in eine Verteidigungshaltung, die den Verlust des Vertrauens und eine Verletzung der Gefühle zur Folge hat.

- Überengagierten BeraterInnen ist es nicht mehr möglich, die nötige Distanz zu wahren, die für eine professionelle Perspektive benötigt wird. Sie ergreifen Partei und nehmen die Probleme ihrer KlientInnen an. Dadurch neigen sie gegenüber Dritten zur Äußerung von Vorwürfen und Drohungen und verlieren so ihre Professionalität.
- Im Rahmen einer Beratung ist wichtig, was die PatientInnen sagen.
- Den PatientInnen soll Raum und Zeit für eigene Lösungen geboten werden; sie sollen sprechen.
- Empathie und Echtheit machen eine gute Beratungssituation aus.
- Als gutes Vorbild legen die Ratgebenden ihren KlientInnen gegenüber ein Verhalten an den Tag, das ihrem eigenen Wesen getreu ist; sie stellen eine natürliche Atmosphäre her, in der sich beide wohlfühlen können.
- Die BeraterInnen bringen den PatientInnen eine positive Wertschätzung entgegen und akzeptieren ihr Wesen bedingungslos.
- Besonders BeraterInnen sollen auf die Kongruenz ihrer Botschaft achten.
- Jede Aussage, die BeraterInnen tätigen, beinhaltet sowohl verbale als auch nonverbale Teile. Die verbale Aussage zum Thema der Beratung muss unbedingt mit der nonverbalen Ausdrucksweise übereinstimmen, damit dadurch Zeugnis für die Glaubwürdigkeit und Ernsthaftigkeit der Unterstützung abgelegt wird. Das heißt, dass Körperhaltung, Mimik und Gestik einen starken Einfluss darauf haben, ob/wie KlientInnen Ratschläge annehmen können.
  (Weakland, Herr, 1992).

Die soziale Beratung konzentriert sich auf die Bewältigung aktueller Probleme und nicht etwa auf eine therapeutische Beziehung. BeraterInnen benötigen eine differenzierte Selbstwahrnehmung und die Fähigkeit, Ratsuchende anzunehmen und zu respektieren. Empathie bedeutet einerseits, KlientInnen in ihrer Verfassung emotional nachvollziehen und andererseits ihre Probleme fachlich analysieren zu können (Germain, Gittermann, 1999).

Einen wichtigen Aufgabenbereich eines Sozialarbeiters im Krankenhaus stellt das so genannte Empowerment dar. Mit Empowerment ist die Motivierung von PatientInnen gemeint, ihre Angelegenheiten selbst in die Hand zu nehmen und nach eigenen Kräften und Möglichkeiten aktiv an einer Lösung zu arbeiten. Durch dieses Konzept der Selbstorganisation kann PatientInnen geholfen werden, mit ihrer Lebenssituation besser umzugehen und dadurch selbstsicherer zu werden (Bienz und Reinmann, 2004).

Voraussetzung für eine gute Beratungsbeziehung ist die Abgrenzung und Reflexion von SozialarbeiterInnen. Empathie, Psychohygiene und persönliche Distanz garantieren ein Höchstmaß an beratender Qualität und Eigenverantwortlichkeit. Die Praxis zeigt, dass gerade schwierige Beratungsbeziehungen im Krankenhaus oftmals ein Problem für die MitarbeiterInnen des sozialen Dienstes darstellen können. Die berufliche Belastung ist sowohl von der fachlichen Erfahrung als auch vom Einsatzbereich im Krankenhaus abhängig. Beispielsweise sollten MitarbeiterInnen, die noch nie im intensivmedizinischen Bereich gearbeitet haben, keinesfalls einen polytraumatisierten Patienten als Erstklienten übernehmen. Gezielte Möglichkeiten der Ausbildung, Fallbesprechung und Supervision können die Fähigkeit von MitarbeiterInnen unterstützen, eine persönliche Distanz und Psychohygiene zu wahren.

Der Arbeitsbereich innerhalb des Krankenhauses ist nicht mit der klassischen Sozialarbeit zu verwechseln. Die PatientInnen befinden sich teilweise in schwersten, gesundheitlichen Ausnahmezuständen und leiden oftmals sowohl körperlich als auch seelisch. Die Konfrontation mit PatientInnen und deren Leid, mit Schicksalsschlägen und Krankheiten belastet SozialarbeiterInnen in einem höheren Ausmaß, als dies vielleicht im extramuralen Bereich der Sozialarbeit der Fall ist. Umso wichtiger sind deshalb persönliche Distanz, Reflexion und eine neutrale Sichtweise. Gerade in recht schwierigen Fällen kann ein interdisziplinäres Gespräch mit MedizinerInnen, PflegerInnen und Vertretern sonstiger Berufsgruppen eine große Unterstützung sein. Dabei berichtet jede Fachdisziplin über Probleme, Perspektiven, Wahrnehmungen etc., und gemeinsam mit PatientIn und/oder Angehörigen werden die weiteren Schritte eingeleitet. So lastet die Verantwortung für gewisse Entscheidungen nicht auf der beratenden SozialarbeiterIn allein, sondern verteilt sich auf ein Team, das in seiner Entscheidung von den Betroffenen unterstützt wird.

16 Was macht die Arbeit von SozialarbeiterInnen aus?

Generell sollte die Beziehung zwischen SozialarbeiterInnen und PatientInnen nicht therapeutischer Natur sein. Im Vordergrund steht die Lösung aktueller Probleme und Fragen. SozialarbeiterInnen müssen die Fähigkeit haben, die PatientInnen zu achten und wertzuschätzen, ihnen aber trotzdem die nötige Distanz zu geben, um ein offenes Gespräch führen zu können. Gleichzeitig müssen SozialarbeiterInnen kurzfristig handeln und mit spontanen Lösungen bereitstehen können (Reinicke, 2001).

Nebst der Behandlung durch die medizinischen und pflegerischen Dienste setzt sich die Sozialarbeit mit der anschließenden Lebensplanung und individuellen Situation eines Patienten/einer Patientin auseinander. Nach außen hin agieren die MitarbeiterInnen des Sozialdienstes als AnsprechpartnerInnen für allgemeine Leistungsanbieter, für Kostenträger von Sozialversicherungen oder für andere Organisationen und Institutionen.

Die Hauptaufgabe der Sozialarbeit im Krankenhaus besteht aus der Abklärung der sozialen Situation – der so genannten Sozialanamnese –, was einer Bestandsaufnahme oder Ist-Situationserhebung gleichkommt. In einem Erstgespräch holen Sozialarbeiter/Sozialarbeiterin Informationen über das soziale Umfeld des Patienten/der Patientin ein, um dieses im Anschluss daran kritisch reflektieren und darauf eingehen zu können. Dabei werden die Informationen in zwei große Bereiche eingeteilt: in die Daten der aktuellen, psychosozialen Situation (d. h. Wohnsituation, finanzielle Lage, Beruf, Freizeitverhalten etc.) und in die Daten der Biographie (bestehend aus Geschehnissen in der Vergangenheit) (Bienz, Reinmann, 2004).

Nach Erstellen der Sozialanamnese kann die aktuelle, soziale Situation des Patienten/der Patientin einer bestimmten Sozialdiagnose zugeordnet werden. Zur fachspezifischen Qualifikation der SozialarbeiterInnen kommt im Krankenhaussetting das zusätzliche medizinische Wissen hinzu. In Absprache mit behandelnden Ärzten und Ärztinnen werden gemeinsam Heilverfahren organisiert und lebenswichtige Entscheidungen bzw. Versorgungsmaßnahmen getroffen. Je nach medizinischer Prognose werden KlientInnen beispielsweise zu Themen wie Pensionierungsverfahren, Arbeitsplatz oder Finanzen beraten. Die Beratung durch den Sozialdienst ist immer ressourcen- und krankheitsabhängig.

Nach der Erfassung der Lebenslage der PatientInnen – der so genannten Sozialanamnese – werden in einem interaktiven Gespräch zwischen BeraterIn und Ratsuchendem lebenspraktische Probleme angesprochen. Durch informierende, rückmeldende, emotionale, materielle oder ressourcenerschließende Formen der Unterstützung wird versucht, konkrete Hilfestellungen zum jeweiligen Problem zu finden. Dieser Beitrag der Sozialarbeit soll PatientInnen eine soziale Orientierung geben und ihnen dabei helfen, ihre Situation und die Konsequenzen ihres Krankenhausaufenthaltes zu bewältigen und ihr Selbstwertgefühl zu erhöhen (Ansen, Gödecker-Geenen, Nau, 2004).

Die Beratungssituation ist geprägt von der Interaktion zwischen Ratgebendem und Ratsuchendem. Wichtig ist eine vertrauensfördernde Atmosphäre, die den Betroffenen gleichzeitig die nötige Distanz lässt, soziale Hilfestellungen anzunehmen. Durch diese Distanz haben SozialarbeiterInnen ihrerseits die Möglichkeit zur nüchternen Beobachtung, Analyse und Interpretation, was für den weiteren Verlauf und den Erfolg der Beratung ausschlaggebend ist. Die Art der Beziehung bildet einen entscheidenden Wirkungsfaktor innerhalb der Beratung, bei der SozialarbeiterInnen die Betroffenen durch ihr Fachwissen und ihr Problemverständnis dabei unterstützen, entsprechende Lösungswege zu finden, ihnen dabei aber keine falschen Hoffnungen machen, sondern in einer neutralen und gleichzeitig sensiblen Weise die Möglichkeiten der Weiterversorgung darlegen.

Eine Studie (Ormel et al, 1994), die in 14 Ländern mit insgesamt 25916 Probanden durchgeführt wurde, zeigt, dass PatientInnen, bei denen es infolge einer Krankheit zu psychischen Problemen (Angstzuständen, Depressionen etc.) kommt, ihr Leiden und die damit verbundene Einschränkung der Lebensqualität subjektiv als größer empfinden als PatientInnen, deren Erkrankung physischer Natur ist. Dieses Phänomen äußert sich unabhängig von kulturellen und sozioökonomischen Bedingungen. Das heißt, dass die Einschränkungen im kognitiven, emotionalen und motivationalen Bereich bei Erkrankungen, die mit psychosozialen Problemen verbunden sind, größer sind. Die Ergebnisse dieser Studie unterstreichen die Bedeutung der Erkennung und Behandlung psychischer und sozialer Probleme in Zusammenarbeit mit der Behandlung physischer Erkrankungen (Hedtke-Becker et al, 2003).

Generell betrachtet zeigt diese Studie, dass es auf der individuellen Ebene zusätzliche, psychische Einflussfaktoren gibt, die ein bestimmtes Gesundheits- bzw. Krankheitsbild verstärken können. Im Zuge der Sozialanamnese gilt es, zu erkennen, ob unter Umständen die KollegInnen der Psychologie beizuziehen sind oder ob der Klient/die Klientin die veränderte, gesundheitliche Beeinträchtigung selbst mit Hilfe der vorhandenen Ressourcen überwindet. Stehen jemandem im Rahmen der Krankheit wenige bis gar keine Copingstrategien zur Verfügung, ist in jedem Fall der psychologische Dienst zu konsultieren.

Die Sozialarbeit in einer Klinik setzt voraus, dass Grenzen der eigenen Arbeit erkannt und – falls notwendig – andere zuständige Disziplinen beigezogen werden können. Situationen, in denen SozialarbeiterInnen im extramuralen Bereich manchmal psychologische Probleme mit abdecken (müssen), sind in einem Krankenhaus, in dem es entsprechende Abteilungen gibt, eher nicht gegeben. Liegt der Schwerpunkt einer Intervention und Betreuung nämlich im Fachbereich der Psychologie, werden in einer Klinik die zuständigen Dienste um Rat gefragt. Allfällige Schnittstellen, die sich dabei ergeben, müssen ebenfalls erkannt und dokumentiert werden. Falls notwendig, empfiehlt sich eine Überweisung. Ein Übermaß an Engagement und Empathie, das zu einem fachspezifischen Überschreiten der eigenen Grenzen führt, muss gerade im Krankenhaus aus qualitativen und rechtlichen Gründen abgelehnt werden. Voraussetzung für eine gute Sozialarbeit ist auch hier, wie schon des Öfteren erwähnt, die Tatsache, dass die Leistungs- und Aufgabengebiete der anderen Departments transparent und den MitarbeiterInnen des sozialen Dienstes bewusst sind.

Die Abgrenzung innerhalb des eigenen Fachgebiets ist ebenso bedeutend wie ein strukturiertes Vorgehen beim Ablauf von Anamnese, Diagnose und Behandlung. Diese drei Begriffe der Anamnese, Diagnose und Behandlung wurden von Ebenhard (1999) in phänomenale, kausale und aktionale Fragestellungen umgeformt. Die erste Frage bringt das phänomenale (anamnestische) Erkenntnisinteresse zum Ausdruck: was war/was ist los? Die zweite Frage betrifft das Kausale (oder Diagnostische): Warum ist das so? Schließlich wird auch das Aktionale (also die Behandlung) angesprochen: Was ist zu tun? Aus diesen Fragen heraus ergeben sich beim strukturierten Vorgehen der Sozialarbeit folgende Punkte (Haye, Kleve, 2005):

- *Kontextualisierung* (lebensweltlich-familiärer, sozio-ökonomischer und Hilfesystem-Kontext)
- *Problem- und Ressourcenanalyse* (gesundheitliche, körperliche/physische Bedürfnisse, sozialsystemische und strukturelle Probleme im Umfeld; persönliche Ressourcen, lebensweltlich-soziale Ressourcen auf personaler Ebene, sozial-kommunale und sozio-ökonomische Ressourcen)
- *Hypothesenbildung* (Sach-, Sozial- und Zeitdimension)
- *Zielfindung und Auftragserklärung* (vollständige und positive Formulierung)
- *Handlungsplanung und Intervention* (wer, was, wann, wo, mit wem und wozu?)
- *Evaluierung* (zur Messung von Effektivität und Effizienz)

Maßnahmen zur Steigerung der Professionalität und Qualität sind bei der Sozialarbeit im Krankenhaus heutzutage Standard. Strukturierte Vorgehensweisen und prozessorientierte Schritte bewirken ein nachvollziehbares Arbeiten und letztlich eine Sicherstellung aller erschöpfenden Maßnahmen. Durch eine parallel stattfindende Dokumentation der einzelnen Schritte werden mit Hilfe elektronischer Systeme Überschneidungen bei der Beratung und Betreuung vermieden. Die Sozialarbeit in einer Klinik unterliegt nicht nur den sonstigen, im Krankenhaus üblichen Prozessqualitäten, sondern setzt in puncto Nachweisbarkeit ein sehr hohes Maß an Verantwortung voraus.

17 Aufgaben der SozialarbeiterInnen im Krankenhaus und entsprechende Voraussetzungen

Die Aufgaben und Arbeitsfelder einer SozialarbeiterIn im Krankenhaus können je nach zugeteiltem Fachgebiet (Neurologie, Interne, usw.) sehr unterschiedlich sein. Als gemeinsame (über die herkömmliche Ausbildung und Berufsausübung hinausgehende) Voraussetzungen gelten für alle MitarbeiterInnen des Sozialdienstes im Krankenhaus Kommunikation und Gesprächsführung (da in den schwierigsten Situationen und zum Teil unter großer Belastung agiert werden muss), Fähigkeiten zur Krisenintervention (gerade bei dramatischen Lebensereignissen) und zur psychosozialen Diagnostik sowie rechtliche, medizinische und administrative Kenntnisse.

Die Aufgaben einer SozialarbeiterIn im Krankenhaus umfassen im Besonderen folgende Punkte:

- Unterstützung bei der Krankheitsbewältigung und Sozialanamnese
- Beratung bei Problemen im sozialen Umfeld
- Vermittlung und Koordination einer Unterstützung durch extramurale Einrichtungen
- Dokumentation, Evaluierung und Fallsupervision

Zusätzlich zu der konventionellen KlientInnenbetreuung haben die MitarbeiterInnen des Sozialdienstes auch folgende Aufgaben:

- Beratung des Krankenhauspersonals in Versorgungsfällen, in denen es zu einer Krise kommt
- Krisenintervention im Team
- Parteienverkehr bei akuten Problemstellungen
- Akutorganisation von Versorgungsstrukturen

Zu diesen Aufgaben kommen laut Arbeitsplatzbeschreibung folgende besondere Anforderungen und Erschwernisse hinzu:

- Infektionsgefahr
- Gefährdung durch Personen aus sozialen Randgruppen
- psychische Belastungen

Das Aufgabengebiet des Sozialdienstes unterscheidet sich von der herkömmlichen Sozialarbeit in der Hinsicht, dass die SozialarbeiterInnen gerade in Spezialbereichen innerhalb des Krankenhauses (wie z. B. auf der Intensivabteilung, bei einer Schwangerschaftskonfliktberatung, im Falle einer Dialyse, etc.) des Öfteren sehr kurzfristig, rasch und beherzt eingreifen müssen. Stressauslösende Momente und dramatische Bilder stellen zusätzliche Herausforderungen und Belastungen für die MitarbeiterInnen dar. In diesem Zusammenhang muss unbedingt erwähnt werden, dass Supervision und Psychohygiene im Sozialdienst nicht nur in der Theorie, sondern in der Praxis gelebt werden müssen. Der Beruf der SozialarbeiterIn im Krankenhaus zeichnet sich dadurch aus, dass Menschen, die diese Arbeit ausüben, sich ihrer eigenen Grenzen bewusst sind und genau wissen, wer in welchem Fall welche Aufgaben zu übernehmen hat. Ein zu empathisches Agieren würde sonst allzu schnell zu einem Burn-out und sonstigen psychischen Folgen führen.

18 Die Leistungen der sozialen Arbeit im Krankenhaus

Innerhalb des Sozial- und Gesundheitswesens spielt der Sozialdienst im Bereich der Weiterversorgung von PatientInnen eine wesentliche Rolle im interdisziplinären Team. An erster Stelle steht dabei das Ziel, PatientInnen bei deren Entlassung zu unterstützen und ihnen mit Hilfe der entsprechenden Ressourcen individuelle Wege zu eröffnen.

Im interdisziplinären Team von Medizin, Pflege und vielen ergänzenden Disziplinen agiert der oder die SozialarbeiterIn zum Wohle der PatientInnen unter Beachtung aller sozialen Fragen. Er/sie bietet im Krankenhaus kompetente Begleitung und Beratung. Krankheit ist ein dynamischer Prozess, in dem es oftmals nicht darum geht, ein krankes Organ zu »reparieren«, sondern Leib, Seele, Spiritualität und das soziale Umfeld zu erfassen. Der Prozess der Krankheit durchläuft dabei bestimmte Verarbeitungsphasen (Reinicke, 2001).

Die Sozialarbeit im Krankenhaus orientiert sich am subjektiven Erleben von Krankheit, an individuellen Bedürfnissen und an sozialen Faktoren. Ein Gegenbeispiel dazu: MedizinerInnen fällen aufgrund von Symptomen und medizinischen Parametern eine bestimmte Diagnose. Medizinische Diagnosen schließen aber in den meisten Fällen den Einfluss von Persönlichkeitsmerkmalen, die Stärken und Schwächen und das soziale Umfeld der PatientInnen aus. Um jedoch die personalen Determinanten für die Bewältigung einer Erkrankung anamnestisch zu erfassen, ist das Instrument der sozialen Anamnese unumgänglich. Eine Sozialanamnese beinhaltet sowohl persönliche, soziale als auch medizinische Faktoren, damit interdisziplinär eine ganzheitliche Versorgung angeboten werden kann. An die Sozialanamnese schließt die soziale Diagnose an. Der Ausdruck »Diagnose« bezeichnet eine kurze, exakte und absolut zutreffende Erklärung. Die soziale Diagnose strebt dasselbe Ziel an, nämlich alle Aspekte des menschlichen Lebens wie Anlage und Entwicklung, Milieu und Schicksal in das rechte Licht zu rücken und zu einem Gesamtbild zu vereinen (Salomon, 1926 in Grießler-Piltz, 2005).

Nach der sozialen Diagnose erfolgt in vielen Fällen der Sozialarbeit im Krankenhaus die psychosoziale Beratung. Diese wird wiederum als Prozess definiert, der kontextspezifisch und personenzentriert nach lösungs- und ressourcenorientierten Handlungsfeldern strebt (Grießler-Piltz, 2005).

Somit trägt die soziale Arbeit dazu bei, für die Vollständigkeit des Behandlungsauftrages zu sorgen. Soziale, materielle und persönliche Probleme der PatientInnen und Angehörigen werden mit methodischer Kompetenz bearbeitet. Der Leistungskatalog des Sozialdienstes – die Fähigkeiten zur Gesprächsführung, Krisenintervention, Analyse und Lösung von Belastungen, die Methoden zur Gesundheitserziehung und -beratung, die Vermittlung lebenspraktischer Fähigkeiten, die Erschließung von Sozialleistungen und die Organisation und Koordination von Nachsorgemaßnahmen – stellt die Basis für eine solche Beratung dar (Ansen et al., 2004).

Das flexible Spektrum an Dienstleistungen der Sozialarbeit im Krankenhaus beinhaltet nebst entlassungsrelevanten, direkt sichtbaren Faktoren (Rehabilitationsplatz, monetäre Unterstützungen etc.) indirekt Leistungen, die meist nur durch die KlientInnen selbst beurteilbar sind. Soziale Therapie, psychosoziale Beratung und Betreuung, sozialarbeiterische Psychotherapie, Krisenintervention und Mediation, Tagesstrukturierung und Alltagsbewältigung, Psychoedukation und Krankheitsbewältigung sowie Kompetenztrainings zählen zu den sozialarbeiterischen Instrumenten, die eine wesentliche Unterstützung für die PatientInnen und deren Angehörige darstellen (Grießler-Piltz, 2005).

Die Arbeit der SozialarbeiterInnen im Krankenhaus zeichnet sich im Speziellen jedoch dadurch aus, dass andere Disziplinen und deren Leistungsspektren erkannt und genutzt werden. Der große Vorteil gegenüber der extramuralen Sozialarbeit liegt im Krankenhaus darin, dass vor Ort andere Berufsgruppen ähnliche Leistungen abdecken können. Beispielsweise gibt es in vielen Krankenhäusern einen psychologischen Dienst, eine Überleitungspflege oder KollegInnen der Seelsorge. So ist es einerseits wichtig, über das Gesamtangebot einer Klinik Bescheid zu wissen und in der Beratung zu erkennen, welche Leistungen von anderen ExpertInnen abgedeckt werden können. Diese Eingrenzung schafft Ressourcen für den Sozialdienst und garantiert eine qualitativ optimale Betreuung. Voraussetzungen für ein interdisziplinäres Agieren sind eine gute Zusammenarbeit und ein laufender, informeller Austausch. Potenziale und Ressourcen können dann besser erkannt und optimierter verteilt werden. Die interdisziplinäre Betreuung von PatientInnen bringt sehr viele Vorteile, muss aber letztlich von allen beteiligten Berufsgruppen gleichermaßen gelebt werden.

19 Direkte und indirekte Dienstleistungen

Bei der Sozialarbeit im Krankenhaus unterscheidet man zwischen direkten und indirekten Dienstleistungen. Zu den direkten Dienstleistungen gehören Aufgaben wie die Abklärung der sozialen Situation, die Vorbereitung der Entlassung, die Beziehungshilfe für den Ausbau von Netzwerken, die Sachhilfe und die Vernetzung mit anderen Institutionen und Schnittstellen (Bienz und Reinmann, 2004). Indirekte Dienstleistungen umfassen hingegen die Arbeit in interdisziplinären, krankenhausinternen Sitzungen, die Fortbildung von Mitgliedern anderer Berufsgruppen über den Sozialdienst, die Vertretung des eigenen Fachgebietes nach außen und die Ausbildung anderer SozialarbeiterInnen.

Die direkten Dienstleistungen stellen das Hauptaufgabengebiet der Tätigkeit im sozialen Dienst dar. Zusätzlich werden organisatorische und administrative Aufgaben für jene KlientInnen übernommen, die selbst nicht in der Lage sind, Anträge und Formalitäten abzuwickeln. Pflegeeinrichtungen bzw. Heilverfahren werden organisatorisch vermittelt, Kostenfragen und rechtliche Bereiche geklärt, bürokratische Wege erledigt und administrative Aufgaben zur weiteren Versorgung übernommen.

Im Bereich der Aufgabenfelder der Sozialarbeit kann man auch zwischen der patientennahen und der administrativen – also patientenfernen – Tätigkeit unterscheiden. Die Hauptaufgabe von SozialarbeiterInnen besteht natürlich darin, das Gespräch mit den PatientInnen zu suchen und diese besonders in Bezug auf den Umgang mit ihrer Krankheit und deren Folgen zu beraten und zu unterstützen. Die MitarbeiterInnen des sozialen Dienstes geben den PatientInnen Informationen und professionelles Wissen weiter, damit gemeinsam eine bestimmte Situation reflektiert und Möglichkeiten und Ressourcen erschlossen werden können (Reinicke, 2001).

Gut organisierte Sozialdienste werden administrativ durch eine zentrale Assistenz unterstützt. Diese Stelle koordiniert PatientInnentermine, dient Angehörigen als erste Anlaufstelle, gibt Auskunft über Zuständigkeitsbereiche, führt administrative Aufgaben durch und koordiniert wichtige, krankenhausinterne Anforderungen. In Schweizer Spitälern unterstützt das Sekretariat des Sozialdienstes außerdem die administrative Zuweisung von den einzelnen Abteilungen sowie die Planung von Terminen für PatientInnen- oder Angehörigengespräche.

20 Die Evaluierung sozialer Dienstleistungen in einem Krankenhaus

Zurzeit verzeichnen die Sozialdienste von Krankenhäusern in Österreich und Deutschland einen Mangel an Personal, eine Arbeitsüberlastung sowie fehlende Kontroll- und Steuerungsmöglichkeiten nach der Entlassung von PatientInnen (Reinicke, 2001). Durch eine nachvollziehbare Dokumentation von Leistungen und Ergebnissen könnten strukturelle Defizite jedoch besser argumentiert und letztendlich gelöst werden. Soziale Beratung lässt sich zwar nicht mit einfachen Mitteln messen, doch standardisierte Instrumente wie Befragungen, Interviews oder Datenanalysen ergeben ein Gesamtbild von der Qualität der verzeichneten Ergebnisse. Ohne solche evaluativen Maßnahmen wird Sozialarbeit in einer ökonomisierten Gesundheitspolitik schwer argumentierbar.

Strukturelle Fakten in Bezug auf die Beratung – wie z. B. Anzahl und Dauer der Gespräche, erledigte Formalitäten, Motivation von Netzwerken (Familie usw.) und Ergebnisdokumentation – lassen eine quantitative Qualitätsmessung der jeweiligen Dienstleistungen zu. Qualitative Messinstrumente (wie z. B. Interviews und Befragungen) eignen sich besonders dazu, die Beratungsqualität zu evaluieren. (Wagner, Dieplinger, 2005) Den meisten Sozialdiensten fehlt es jedoch am nötigen Wissen um diese Form der Evaluierung und an den Ressourcen für eine solche Erhebung. In diesem Buch wird eine Ist-Analyse sozialer Dienstleistungen dokumentiert. Für die strukturelle Ausrichtung einer Abteilung, die um eine laufende Qualitätsmessung und um die Verbesserung ihrer ablesbaren Potenziale bemüht ist, ist dies ein erster Schritt.

Die Zukunft der sozialen Arbeit im Krankenhaus hängt davon ab, ob es gelingt, die eigenständigen Beiträge dieses Dienstes zur Behandlung von PatientInnen deutlich zu machen (Ansen et al., 2004). Nicht die Zahl der behandelten PatientInnen, sondern Qualität und Erfolg der Beratung machen die Arbeit eines Sozialdienstes aus. Der »Beratungserfolg« ist ein relativer und flexibler Begriff, der sich nicht immer klar als messbarer Wert darstellen lässt, sondern sich in subjektiv gemessenen Skalen wiederfindet. Für manche PatientInnen ist es ein Erfolg, dass sie wieder in ihre eigene Wohnung zurückkehren können. Für andere Betroffene bedeutet Erfolg, endlich innere Ruhe zu finden und einen Platz in einem Pflegeheim zu bekommen. Indikatoren und Faktoren für die Zufriedenheit von PatientInnen lassen sich gerade nach einer sozialen Beratung sehr schwer erfassen.

Die SozialarbeiterInnen in Krankenhäusern stehen den PatientInnen nur während ihrer stationären oder ambulanten Behandlung zur Verfügung und verweisen sie anschließend an extramurale Organisationen. Somit kann ein erfolgreich abgeschlossener Fall (ein Patient also, der mit Hilfe des sozialen Dienstes in die extramurale Versorgung entlassen wurde) nur schwer evaluiert werden. Eine Evaluierung innerhalb des Krankenhaussettings unterliegt wiederum externen Einflussfaktoren, die nur im Kontext einer Gesamtbetrachtung beleuchtet werden können.

21 Das Qualitätsmanagement sozialer Dienstleistungen im Krankenhaus

In der Praxis zeigt sich, dass KrankenhausmitarbeiterInnen oft wenig über die Kompetenzen und Aufgaben des sozialen Dienstes wissen (Reinicke, 2001). Die Vielschichtigkeit und Komplexität der Aufgaben erfordert von SozialarbeiterInnen im Krankenhaus, die einerseits sehr direkt mit den Problemen ihrer KlientInnen konfrontiert werden, andererseits aber auch ressourcenbeschränkt agieren müssen, eine große Flexibilität. Der Arbeitsbereich des sozialen Dienstes richtet sich demnach individuell nach der jeweiligen Problemstellung und kann nur schwer definiert werden. Umso wichtiger wäre eine zusammenfassende Darstellung der einzelnen Aufgabengebiete in Überdimensionen und Kategorien. So können sich die MitarbeiterInnen eines Krankenhauses besser am sozialen Dienstleistungsangebot orientieren; sie erhalten Informationen über die Tätigkeitsfelder des Sozialdienstes und wissen, in welchen Fällen sie welche Leistung anfordern können.

Krankenhaussozialarbeit setzt voraus, dass es ein erschöpfendes Rahmenprogramm an Dienstleistungen gibt. Ein entsprechender Leistungskatalog muss, in Überpunkte gegliedert, gleichzeitig ausführlich und differenziert Aufschluss über die Reichweite der einzelnen Arbeitsfelder geben. Ohne ein solches Leistungsspektrum sind Dienstleistungen nicht nachvollziehbar und letztlich auch nicht messbar.

Primär gilt es bei der Gestaltung eines Dienstleistungskataloges, einzelne Zuweisungen in Hauptgruppen zusammenzufassen. Eine solche Beschreibung der überwiegend vorkommenden Problemstellungen ist Voraussetzung für die Ableitung der jeweiligen Dienstleistung. Gleichzeitig kann nach der erbrachten Dienstleistung auch die Ergebnisqualität festgehalten werden. Wird der Grund für eine Zuweisung beispielsweise als »finanzielles Problem« angegeben, könnte die Dienstleistung mit »Erschließen pflegebezogener, finanzieller Ressourcen« und das Ergebnis daraus mit »Aktive, selbstständige Durchführung der weiteren, notwendigen Schritte durch den/die KlientIn« umschrieben werden.

Bei EDV-unterstützten Dokumentationssystemen ist die Umsetzung einer solchen Struktur relativ einfach. Statistiken und qualitätssichernde Maßnahmen können zusammengefasst das Ergebnis der Sozialarbeit im Krankenhaus darstellen. Faktoren wie die Verteilung der Anzahl der KlientInnen, das Erkennen von Ressourcen und Defiziten, die Adaption des Leistungsspektrums und Personalberechnungen etc. können anhand von Daten nachvollzogen werden.

Ein Qualitätsmanagement, das auf einer laufenden Dokumentation aufgebaut ist, garantiert im Sozialdienst Nachvollziehbarkeit, Information und Transparenz. Jede/r MitarbeiterIn kann zu jeder Zeit via EDV-Dokument nachlesen, welche versorgungsrelevanten Interventionen gerade laufen bzw. welche bereits erledigt sind. Die KlientInnen des Sozialdienstes erhalten einen Entlassungsbrief, der alle für sie wichtigen Informationen enthält. Gleichzeitig werden vertrauliche Inhalte von den zuständigen SozialarbeiterInnen als nicht lesbar gesichert.

22 Der Dienstleistungskatalog eines Sozialdienstes im Krankenhaus

In Zeiten von Ökonomisierung, Rationalisierung und Leistungsbewusstsein sind qualitätssichernde Maßnahmen und der effektive Einsatz von Ressourcen ein wesentlicher Bestandteil des Alltags in einem Krankenhaus. Die allgemeinen Dienstleistungen einer Klinik lassen sich unter Umständen auf einfache Art und Weise messen: die Anzahl von PatientInnen und Operationen, der Medikamentenverbrauch, die optimale Verweildauer etc. sind tatsächlich mit Zahlen belegbar und im zeitlichen Verlauf vergleichbar.

Im Gegensatz zu diesen »harten Daten« sind »weiche Faktoren« nicht ganz einfach zu belegen: der Effekt von Beratungsleistungen, die Evaluierung von Interventionsmaßnahmen im Rahmen der sozialen Betreuung oder andere Indikatoren, die die Tätigkeit des Sozialdienstes widerspiegeln. Qualitätsmessungen, die heutzutage in Krankenhäusern vorgenommen werden, beinhalten oft als einziges Instrument der Datenabbildung die quantitative Evaluierung einzelner Leistungen. Es sind jedoch gerade die qualitativen Messmethoden, die die Vollständigkeit und Dichte der Beschreibung sozialer Dienstleistungen gewährleisten.

Für die Messung der allgemeinen Daten müssen die erbrachten Leistungen deshalb in erster Linie unterschiedlichen Kategorien zugeteilt werden. Zunächst einmal werden die Anforderungen der Abteilungen nach bestimmten Kriterien sortiert (Beratung, Weiterversorgung, Organisation des Entlassungsvorganges, psychosoziale Diagnostik, Soziotherapie und Koordination von Heilverfahren). Danach wird aus verschiedenen Perspektiven (PatientIn, Medizin, Pflege, Angehörige, etc.) die Sozialanamnese erhoben. Drittens werden den Problemen entsprechend die Anforderungen ermittelt. Viertens erfolgt eine Kategorisierung der Dienstleistungen, die zwecks Problembehebung erfolgt sind, und schließlich wird das Gesamtergebnis dokumentiert.

Die Dienstleistungserbringung im Sozialdienst

1. Anforderung des Sozialdienstes durch die medizinische Abteilung

2. Sozialanamnese interdisziplinär (PatientIn, Medizin, Pflege,...)

3. Erfassung der Problemstellung, Ziel- und Maßnahmenformulierung

4. Erbringen der Dienstleistungen / Dokumentation / Evaluierung

5. Erfassen des Ergebnisses / Dokumentation / Evaluierung

Mit dieser Methode kann einerseits in jedem einzelnen Fall die Qualität der erbrachten Leistungen überprüft werden; andererseits widerspiegelt die Gesamtheit der gesammelten Leistungsdaten auch die Arbeit des Sozialdienstes im Allgemeinen. So wird Sozialarbeit im Krankenhaus transparent und nachvollziehbar. Außerdem können aufgrund einer solchen Evaluierung qualitätsverbessernde Maßnahmen in Bezug auf Struktur und Inhalt erfolgen. Dabei ist zu beachten, dass standardisierte Vorgehensweisen bei der Bearbeitung ähnlicher Fälle aus Gründen der Qualitätssicherung zwar wichtig sind; die Anpassung an individuelle Problematiken darf aber auch nicht zu kurz kommen. So darf ein/e SozialarbeiterIn in der Praxis nicht nur nach vorgegebenen Standards arbeiten; gleichzeitig muss er/sie zwischen einzelnen Fällen und Situationen differenzieren können.

Der nachstehend angeführte Katalog stellt ein Beispiel für die kategorisierte Erfassung von Problemen und Dienstleistungen (P, D) dar. Aus der Problemerfassung ergeben sich entsprechende Dienstleistungen, welche wiederum bestimmte Ergebnisse mit sich bringen. Sofern ein Fall nicht bereits nach der ersten Beratung abgeschlossen wird, kann daraus auch ein Kreislauf entstehen, der sich während eines Krankenhausaufenthaltes und im Zuge der Bearbeitung unter Umständen mehrere Male wiederholt.

Probleme / Anamnese	Dienstleistungen
1. Krankheit	**1. Allgemeine Dienstleistungen**
1.1. chronische Erkrankung	1.1. Situationserfassung
1.2. akute Erkrankung	1.2. Zuständigkeitsprüfung und evtl. Weiterleitung
2. Unfall	1.3. Auskünfte – Sachfragen – Angebot
2.1. Arbeitsunfall	1.4. Kurzberatung
2.2. Privatunfall	1.5. ausführliche Detailberatung
3. Sucht	1.6. interdisziplinäre Fallbesprechung
3.1. Alkohol	1.7. Therapiebesprechung – Abteilung
3.2. Tabak	1.8. Außenanamnese – Recherchen
3.3. Drogen	1.9. Koordination des Entlassungsmanagements
4. Verhalten	1.10. Kommunikation: Abteilung(en) – Berufsgruppe(n)
4.1. Verhaltensauffälligkeit	1.11. Kommunikation: extramurale Bereiche, Einrichtungen
4.2. Vernachlässigung	1.12. Erstellung von Berichten, Stellungnahmen und Expertisen
4.3. Delinquenz	1.13. Weiterleitung von Dokumenten der Pflege und der Medizin
5. Ausbildung – Beruf	1.14. Beratung bei Formulierung und inhaltlichen Fragen zur Erstellung von Gutachten
5.1. ungenügende Bildung	1.15. Akterstellung
5.2. fehlende Arbeits- oder Lehrstelle	1.16. Aktabschluss
5.3. gefährdete Arbeits- oder Schulsituation	**1., 2., 3. Krankheit – Unfall – Sucht**
6. Wohnen	2.1. Anamnese
6.1. fehlende Unterkunft	2.2. Ressourcenabklärung
6.2. Obdachlosigkeit	2.3. Erarbeitung von Bewältigungsstrategien

6.2. Obdachlosigkeit	2.3. Erarbeitung von Bewältigungsstrategien
6.3. Konfliktsituation Wohnen	2.4. Bewältigung von traumatischen Erfahrungen
6.4. vorübergehende Wohnunfähigkeit	2.5. Bewältigung von Verlusterlebnissen
6.5. bleibende Wohnunfähigkeit	2.6. Bewältigung von lebensverändernden Ereignissen
6.6. Intensive Therapiebedürftigkeit - Wohnung	2.7. Erstellung von Zielvereinbarungen
6.7. Intensive Pflegeeinrichtung – Heim	**4. Verhalten**
6.8. Adaptierung in behinderungsgerechte Wohnung	4.1. Situationserfassung
6.9. Wohngemeinschaft	4.2. Erschließen von Alternativen
7. Einkommen - Finanzen	**5. Ausbildung - Beruf**
7.1. fehlendes bzw. ungenügendes Erwerbseinkommen	5.1. Beratung bzgl. Umschulung
7.2. ungenügendes Ersatzeinkommen	5.2. arbeitsrechtliche allgemeine Beratung
7.3. ausstehende Leistungen Dritter	5.3. Beratung bzgl. Pensionierung/Arbeitsunfähigkeit
7.4. Schulden	5.4. Sichern/Erschließen von Umschulung, Aus- und Weiterbildung
7.5. vorübergehender finanzieller Engpass	5.5. Sichern/Erschließen eines Arbeitsplatzes
7.6. pflegebezogene finanzielle Leistungen	5.6. Motivation zur Um- und Aufschulung
8. Rechtsstatus	**6. Wohnen**
8.1. ungesicherter Rechtsstatus	6.1. Information über betreutes Wohnen
8.2. fehlende Dokumente	6.2. Beratung über und Organisation einer Heimunterkunft
8.3. ungeklärter Rechtsanspruch	6.3. Organisation einer Notschlafstelle
8.4. ungesicherter Versicherungsstatus	6.4. Information über die Adaption der Wohnung
8.5. rechtliche Situation, Asyl / Migration	6.5. Erschließung einer Unterkunft/Wohngemeinschaft
8.6. Sachwalterschaft	6.6. Beratung und Organisation/Abteilung Palliativ

9. Soziale Desintegration	**7. Einkommen - Finanzen**
9.1. Orientierungsprobleme	7.1. Budget- Finanzmanagement
9.2. mangelnde Sprachkenntnis	7.2. Erschließung von Pflegegeld
9.3. Probleme im Umgang mit Zeit/Freizeit	7.3. Erschließung sonstiger Beihilfen, Fonds und Unterstützungen
9.4. fehlendes soziales Netz - Isolation	7.4. Erschließung eines Ersatzeinkommens
9.5. Benachteiligung - Vernachlässigung	7.5. Erschießung von SV-Leistungen
10. Konflikt - Krise	**8. Rechtsstatus**
10.1. Ehe-/Partnerschaftskrise	8.1. Abklärung des rechtlichen Status
10.2. familiäre Krise	8.2. Beratung zu und Organisation von Dokumenten
10.3. Generationenprobleme - Konflikte	8.3. Abklärung des Rechtsanspruchs
10.4. ungewollte/ungeplante Schwangerschaft	8.4. Abklärung des Versicherungsstatus
10.5. Konflikte im sozialen Umfeld	8.5. Beratung zu Asyl und Migration
10.6. Gewalt - Misshandlung	8.6. Anregung zur Überprüfung einer Sachwalterschaft
10.7. Tod	8.7. Erschließung einer Rechtshilfe
10.8. gesundheitliche Beeinträchtigung - Behinderung	**9. Soziale Desintegration**
11. Ressourcen	9.1. psychosoziale Diagnostik
11.1. fehlende Unterstützung durch Hilfsmittel	9.2. Soziotherapie
11.2. fehlende finanzielle Unterstützung	9.3. Organisation von Dolmetscherdiensten
11.3. fehlende therapeutische Maßnahmen	9.4. Beratung bzgl. sozialer Netzwerke
11.4. fehlende pflegerische Maßnahmen	9.5. Beratung zu Selbsthilfegruppen
11.5. fehlende Hilfe zu Hause - allgemein	9.6. Beratung zu Gesundheits-, Präventions- und Beratungseinrichtungen
12. Leben - allgemein	9.7. Erschließung von sozialen Kontakten
12.1. Ernährung	9.8. Erschließung einer Rückkehrhilfe

12.2. Behindertentransport	**10. Konflikt – Krise**
12.3. Notrufanlage zu Hause	10.1. Regeln von Problemen innerhalb des Klientensystems
13. Heilverfahren	10.2. Regeln von Problemen zwischen Klientensystem und Dritten
13.1. Information und Beratung	10.3. Motivation von Klienten und sozialem Umfeld
13.2. administrative Organisation	10.4. Überweisung von Klienten und Angehörigen
13.3. Rehabilitation	10.5. Beratung bei ungewollter/ungeplanter Schwangerschaft
13.4. Kur	10.6. Beratung über Adoption/Fremdpflege
13.5. Erholung	10.7. Beratung bei Gewalt/Misshandlung
	10.8. Krisenintervention bei Tod
	10.9. Krisenintervention bei gesundheitsbedingter Beeinträchtigung/Behinderung
	11. Ressourcen
	11.1. Hilfsmittelberatung
	11.2. Informationsmaterial
	11.3. administrative Unterstützung bei Formularen, Anträgen und Ansuchen
	11.4. Bereitstellung finanzieller Unterstützungen
	11.5. Beratung über mobile Dienste, Heimhilfen etc. und entsprechende Organisation
	11.6. Beratung über therapeutische und pflegerische Dienste und entsprechende Organisation
	12. Leben
	12.1. Information über und Organisation von Mahlzeiten – Lieferungen in die Wohnung
	12.2. Information über Transportdienste und entsprechende Organisation
	12.3. Beratung über Notrufanlagen im eigenen Heim
	12.4. Hilfe bei der praktischen Lebensführung
	12.5. Koordination gemeinsamer Betreuungsleistungen
	13. Heilverfahren
	13.1. erkrankungs- und versicherungsspezifische Beratung und Information
	13.2. Administration, Organisation und Terminvereinbarung

23 Statistische Daten des Sozialdienstes im Allgemeinen Krankenhaus der Stadt Linz

Das Allgemeine Krankenhaus der Stadt Linz verfügt über insgesamt 989 Betten und verzeichnet ca. 55.000 stationäre Aufnahmen pro Jahr (Stand 2007). Die durchschnittliche Verweildauer von stationären PatientInnen im Krankenhaus konnte innerhalb von zehn Jahren von 7,65 Tagen (1996) auf 6,52 Tage (2005) verringert werden. In der Praxis bedeutet dies nicht nur, dass PatientInnen nach einem Krankenhausaufenthalt früher entlassen werden können, sondern dass auch Nachsorgemaßnahmen immer rascher bereitstehen müssen und im Krankenhaus dementsprechend weniger Zeit für die Entlassungsplanung zur Verfügung steht. Diese Entlassungsplanung müsste somit eigentlich bereits am ersten Tag der Aufnahme beginnen. Prognostische Vorhersagen in Bezug auf den Genesungsverlauf gewinnen also gerade unter dieser ökonomischen Betrachtung immer mehr an Bedeutung.

Damit die Zuweisung der KlientInnen zum Sozialdienst strukturiert und effizient gestaltet werden kann, wurden die Anforderungsformalitäten durch die Einbindung in das elektronische System erleichtert. So können sowohl Pflege als auch Medizin ihre PatientInnen den SozialarbeiterInnen quasi auf elektronischem Wege zuweisen. Diese erste Kontaktaufnahme enthält bereits erste Daten und sozialanamnestische Fakten, aus denen abgeleitet werden kann, ob mit den KlientInnen selbst gesprochen werden kann, ob Angehörige beigezogen werden sollten, ob die Angelegenheit dringend ist etc.

Seit der Einführung der elektronisch unterstützten, standardisierten Dienstleistungserfassung (2007) kann die Arbeit der MitarbeiterInnen des Sozialdienstes sowohl nach der Zuweisung durch die einzelnen Abteilungen als auch nach den tatsächlich erbrachten Leistungen nachgewiesen werden. So wurden im Jahr 2007 3129 KlientInnen dem sozialen Dienst zur Betreuung zugewiesen. Insgesamt erbrachten die SozialarbeiterInnen 49.633 Leistungen zu den Kategorien Allgemeine Dienstleistungen, Krankheit, Unfall, Sucht, Verhalten, Beruf, Ausbildung, Wohnen, Einkommen, Finanzen, Rechtsstatus, soziale Desintegration, Konflikt und Krise, Ressourcen, Leben und Heilverfahren (wobei

	Jahresquote an Fällen kumuliert (ohne Urlaub, Krankenstand, wöchentliche Arbeitszeit)	Arbeitsstunden pro Woche ohne Urlaub und Krankenstand
Leitung Sozialdienst (40 Wo.std.)	2,86%	4,00
Vertretung d. Leitung (20 Wo.std.)	11,43%	16,00
Sozialarbeiterin (35 Wo.std.)	25,00%	35,00
Sozialarbeiterin (20 Wo.std.)	14,29%	20,00
Sozialarbeiterin (25 Wo.std.)	17,86%	25,00
Sozialarbeiterin (40 Wo.std.)	28,57%	40,00
Gesamt	**100,00%**	**140,00**

diese Kategorien den im Dienstleistungskatalog aufgeführten Themenbereichen entsprechen). Von der Anforderung einer Dienstleistung bis zum Erstgespräch auf der jeweiligen Abteilung vergingen im Schnitt 1,31 Tage.

Die Anzahl der gesamten Problemstellungen, die sich bei diesen Erstgesprächen herausstellten, beträgt bei den 3129 zugewiesenen PatientInnen 29.957. Die Kategorien der Problemstellungen sind den Dienstleistungen angepasst. Nebst der sozialen Beratung und Betreuung von PatientInnen im Krankenhaus selbst wurden im Jahr 2007 außerdem 1123 Pflegegeldanträge an entsprechende Versicherungsträger weitergeleitet; es wurden 2270 Anschlussheilverfahren administrativ und organisatorisch abgewickelt und 2103 Erstanmeldungen für Dauerheimplätze durchgeführt.

In 844 Fällen handelte es sich um PatientInnen, die dem Sozialdienst nach einem akuten Unfallgeschehen zugewiesen worden waren. 1400 PatientInnen mit chronischen Erkrankungen wurden über einen längeren Zeitraum hinweg begleitet. Im Schnitt brauchten diese KlientInnen 3 Beratungstermine bei einer Sozialarbeiterin. In 214 Fällen waren rechtliche Fragen zu klären, es gab 628 Kriseninterventionen, 9741-mal waren verschiedene Ressourcen im täglichen Leben (Hilfen für zu Hause, etc.) zu besprechen. Es wurden 5713 Beratungen zum Thema Heilverfahren und 2877 zum Thema Wohnen durchgeführt. 3793 Beratungen betrafen Fragen in puncto Finanzen, und 161-mal drehte sich das Gespräch hauptsächlich um die Themen Arbeitsplatz bzw. Ausbildung. Insgesamt fanden im Rahmen dieser Beratungen 3271 interdisziplinäre Gespräche mit anderen Berufsgruppen statt.

	Jahresquote an Fällen kumuliert (ohne Urlaub, Krankenstand aufgrund wöchentlicher Arbeitszeit)	**Arbeits-stunden pro Woche** (ohne Urlaub u. Krankenstand)	**vereinbarte / geplante Quote an Fällen im Februar** (berücksichtigt Urlaub, Krankenstand)	**erledigte Quote im Monat Februar**	**Arbeits-stunden im Monat Februar** (inkl. Berücksichtig-ung Urlaub u. Krankenstand)	**erledigte Fälle im Februar**	**Zeit pro Fall** (in Stunden im Februar)	**erledigte Quote** kumuliert (1.1. - 28.2.)	**Zeit pro Fall** kumuliert (1.1. - 28.2.)
Leitung Sozialdienst (40 Wo.std.)	2,86%	4,00	2,61%	10,63%	13,00	32	0,41	10,45%	0,42
Vertretung d. Leitung (20 Wo.std.)	11,43%	16,00	12,51%	7,31%	62,40	22	2,84	3,65%	2,84
Sozialarbeiterin (35 Wo.std.)	25,00%	35,00	22,80%	21,26%	113,75	64	1,78	24,74%	1,59
Sozialarbeiterin (20 Wo.std.)	14,29%	20,00	13,03%	15,28%	65,00	46	1,41	16,47%	1,22
Sozialarbeiterin (25 Wo.std.)	17,86%	25,00	19,54%	22,92%	97,50	69	1,41	22,29%	1,39
Sozialarbeiterin (40 Wo.std.)	28,57%	40,00	29,53%	22,59%	147,33	68	2,17	22,41%	1,93
Gesamt	**100,00%**	**140,00**	**100,00%**	**100,00%**	**498,98**	**301**	**1,66**	**100,00%**	**1,48**

Beispiel für die Verteilung von Quoten, Stunden, Fällen und Zeit pro Fall; pro MitarbeiterIn, Februar 2007

Diese Zahlen entsprechen den Kategorien des Dienstleistungskatalogs des Sozialdienstes im Allgemeinen Krankenhaus.

In diesem Sozialdienst sind MitarbeiterInnen in einem Gesamtausmaß von 180 Stunden pro Arbeitswoche angestellt.

Die »Jahresquote an Fällen kumuliert« beinhaltet die prozentuelle Verteilung der Aufteilung der PatientInnen pro Jahr. Inwiefern die optimale Aufteilung unter den MitarbeiterInnen im Sozialdienst auch tatsächlich gelingt, kann Monat für Monat dargestellt werden. Urlaubs-, Krankentage und sonstige Dienstfreistellungen werden abgezogen und vermindern den prozentuellen Anteil. Um Diskussionspunkten in der Personalorganisation neutral entgegenzutreten und Strukturen effizient einsetzen zu können, sind Berechnungen dieser Art zu empfehlen.

Die folgende Tabelle zeigt die Quoten pro Monat, die erledigten Fälle pro Mitarbeiterin, die zur Verfügung stehende Gesamtstundenanzahl für die Bearbeitung der Fälle abzüglich der Fehlzeiten und die durchschnittliche pro KlientIn aufgewendete Zeit. So lag die durchschnittliche Zeit pro PatientIn im Beispielmonat Februar 2007 bei 1,66 Stunden. Knapp 500 Arbeitsstunden standen in diesem Zeitraum zur Verfügung.

Durch die transparente Darstellung der täglichen sozialen Arbeit kann mit Hilfe statistischer Daten auch für Krankenhausökonomen begreifbar aufgezeigt werden, dass die Anzahl der KlientInnen einerseits und die Auslastung der MitarbeiterInnen im Sozialdienst andererseits die mit Personalberechnungen verknüpften Erwartungen vollends erfüllen.

Qualität kann nicht von Quantität getrennt betrachtet werden. Auch wenn die soziale Arbeit ihren Fokus zumeist im qualitativen Bereich (und weniger in der Quantität) sieht, muss sie in Zeiten, in denen gesundheitspolitische Ressourcen begrenzt sind bzw. eher Reduktionen erfahren, bereit sein, Daten und Fakten aus einer völlig neutralen Position heraus darlegen zu können. Nur so kann auch jenen Personen/Institutionen, die die Finanzen bereitstellen, der Nutzen der Sozialarbeit verständlich gemacht werden.

24 Die Untersuchung der sozialen Dienstleistungen im Krankenhaus

Ziel der Studie war es, die gegenwärtigen Serviceleistungen des Sozialdienstes im Allgemeinen Krankenhaus der Stadt Linz und die damit verbundene Zufriedenheit aus Sicht der PatientInnen, der Angehörigen, der Medizin und der Pflege sowie der ÄrztInnen in Ausbildung darzustellen. Die Wiedergabe eines solchen Ist-Zustandes setzt voraus, dass vorab im Team eine Analyse der Arbeitsabläufe festgehalten wird und anschließend gemeinsam Ziele und Maßnahmen formuliert werden. Bereits im Vorfeld der Untersuchung waren daher mit Unterstützung des Qualitätsmanagements entsprechende Prozesse, Abläufe, Strukturen, Verantwortlichkeiten, Ressourcen, Zuständigkeiten, Ziele und Maßnahmen festgelegt worden. Die deskriptive Darstellung sämtlicher Schritte, die für die Durchführung und Erbringung von Leistungen notwendig sind, zeigte Verbesserungspotenziale in den Bereichen der Organisation, Administration und Zuweisung auf, die zu einer effizienteren Arbeitsweise innerhalb der Organisationseinheit führen würden.

Die Möglichkeiten einer Umstrukturierung waren bis dahin einzig und allein aus der Perspektive der MitarbeiterInnen des Sozialdienstes selbst aufgezeigt worden. Wenn eine interdisziplinäre Abteilung aber von verändernden Maßnahmen betroffen ist, müssen auch KundInnenwünsche und externe Organisationsstrukturen in die Überlegungen mit einbezogen werden. In unserem Fall stellten sich konkret folgende Fragen: Wie zufrieden sind die zuweisenden Abteilungen mit den Leistungen des Sozialdienstes? Welche sozialarbeiterischen Bereiche sollten zusätzlich in das Angebot aufgenommen werden? Besteht zwischen Medizin und Pflege ein Unterschied in der Wahrnehmung und Wertigkeit des Sozialdienstes? Welchen Bedarf an Fortbildung gibt es unter den MitarbeiterInnen des Krankenhauses zu diesem Thema? Wie wird das Entlassungsmanagement des Sozialdienstes von den einzelnen Abteilungen gewertet? Kennen die MitarbeiterInnen das gesamte Angebotsspektrum an Dienstleistungen? Im Zuge dieser Fragestellungen taten sich ständig neue Themenblöcke auf.

Die Sichtweise der PatientInnen und der Angehörigen sollte im Rahmen der Studie ebenso Beachtung finden. Hier sollten vor allem folgende Fragen beantwortet werden: Wie bewerten Betroffene die Unterstützung bei sozialen Fragen durch den Sozialdienst? Gibt es strukturelle Barrieren, die vielleicht einer Verbesserung bedürfen? Ist das Angebot an sozialen Dienstleistungen erschöpfend? Wie wirkt die Beratung zu verschiedenen Zeitpunkten (vor, während und nach der Erstberatung) auf das subjektive Empfinden von PatientInnen und Angehörigen (im direkten Vergleich)? Welche Bedeutung hat das Angehörigengespräch? usw.

Die Betrachtung der unterschiedlichen Bedürfnisse und Wertungen aus verschiedenen Positionen ermöglicht eine zielgerichtete Anpassung des Leistungsspektrums und führt viel eher zum Erfolg von Veränderungsmaßnahmen, als wenn diese ausschließlich per intuitiver Abschätzung beschlossen werden.

Mittels standardisierten, qualitativen und quantitativen Messinstrumenten wurden MedizinerInnen, leitende KrankenpflegerInnen, PatientInnen und deren Angehörige zum Thema Sozialarbeit im Krankenhaus befragt. Im Rahmen einer Face-to-face-Erhebung wurden die MitarbeiterInnen des Krankenhauses (n = 60) abteilungsspezifisch von einer Gesundheitsmanagerin und von einem Mediziner zu vorgegebenen Dimensionen interviewt. Eine Fokusgruppe von MedizinerInnen in Ausbildung (n = 31) wurde in einer einstündigen Veranstaltung zu denselben Dimensionen über die Zufriedenheit mit dem Angebot des Sozialdienstes befragt. Mit den Angehörigen der PatientInnen und mit den PatientInnen selbst (n = 60) wurde gleich im Anschluss an ihre jeweils ca. 30-minütige Beratung gesprochen. Insgesamt wurden 151 Personen zu den Dienstleistungsangeboten des Sozialdienstes befragt.

Von den zufällig gewählten Abteilungen Gynäkologie, Lunge, Neurologie, Unfall, Interne, Akutgeriatrie, Hals-Nasen-Ohren, Orthopädie, Chirurgie, Dermatologie, Urologie, Onkologie, Tagesklinik und ausgewählte Ambulanzen nahmen an der Untersuchung sowohl MitarbeiterInnen als auch PatientInnen und Angehörige teil.

Als Dimensionen der Erhebung wurden zur besseren Vergleichbarkeit für alle Befragungsinstrumente die Bereiche Zufriedenheit, Information, Organisation, Beratung, persönliche Empfindungen und administrative Faktoren gewählt. Die qualitativen und quantitativen Daten der Interviews und des Fragebogens wurden von September 2006 bis Ende Januar 2007 erhoben. Die Auswertung erfolgte nach standardisierten statistischen Methoden (SPSS). Die Ergebnisse wurden allen MitarbeiterInnen und Direktoren im Rahmen einer Veranstaltung präsentiert. 2008 erhielt der Sozialdienst für die Erhebung der sozialen Dienstleistungen den Gesundheitspreis der Stadt Linz.

25 Die Beurteilung sozialer Beratung durch PatientInnen und Angehörige

Soziale Beratung bedeutet für jeden Patienten und für jede Patientin etwas anderes. Viele denken, dass man dem sozialen Dienst nur dann vom Arzt oder von der Pflege zugewiesen wird, wenn die Prognose einer Erkrankung sehr schlecht ist oder wenn ein Dauerheimplatz organisiert werden muss. Für viele stellt die Sozialarbeit im Krankenhaus ein undurchsichtiges Feld dar, so dass eigentlich nur jemand, der selbst einmal auf ihre Hilfe angewiesen war, genauer beschreiben kann, was KrankenhaussozialarbeiterInnen tatsächlich leisten und wie ihr Arbeitsbereich aussieht.

Der soziale Dienst bietet ein breites Spektrum an Dienstleistungen und ist für höchst unterschiedliche Fragestellungen zuständig. PatientInnen, die einer sozialen Beratung bedürfen, sind unter Umständen in einer so genannten »Ausnahmesituation«. Sie fühlen sich unverstanden, überfordert, wissen nicht, wie es nach dem Spital weitergehen soll, oder haben für ein spezifisches Problem keine Lösung parat. Es kann auch sein, dass das soziale Umfeld nicht so funktioniert wie bisher, dass finanzielle oder berufliche Schwierigkeiten zu erwarten sind und die Prognose einer Erkrankung eine längerfristige Planung der nächsten Wochen oder Monate verlangt.

Um das Angebot an Dienstleistungen für die KlientInnen des Sozialdienstes optimal gestalten zu können, wurde unter den PatientInnen des Allgemeinen Krankenhauses der Stadt Linz und ihren Angehörigen eine Befragung vorgenommen. Im Rahmen dieser Untersuchung haben wir dreißig PatientInneninterviews (n = 30) auf den Abteilungen Neurologie, Interne, Chirurgie, Dermatologie, Unfall, Akutgeriatrie, Intensiv, Lunge und Urologie durchgeführt. Die PatientInnen wurden nach den Kriterien der Kommunikationsmöglichkeit, der gesundheitlichen Gesamtbeeinträchtigung und abteilungsspezifischer Verteilungen zufällig ausgewählt. Unter den Befragten waren 70 % Frauen und 30 % Männer. Das Durchschnittsalter der InterviewteilnehmerInnen betrug 70 Jahre. 40 % der Befragten leben in einem familiären Verband, und 60 % leben alleine, wobei Letztere einen Menschen im näheren Umfeld haben, der sich um sie kümmert. 57 % haben Kinder und 43 % der Befragten leben kinderlos. Das Durchschnittseinkommen der befragten PatientInnen beträgt ca. 910 Euro. An dieser Stelle sei angemerkt, dass die durchschnittliche Alterspension in Österreich bei 976 Euro liegt (Stand vom November 2003, Kammer für Arbeiter und Angestellte, 2004, S. 205).

34 % der befragten PatientInnen waren über 80 Jahre alt, 31 % zwischen 71 und 80 und weitere 34 % waren im Alter unter 70 Jahren. Fast ein Viertel aller KlientInnen des Sozialdienstes ist zumindest potenziell gesehen noch im berufstätigen Alter (24 %), zwei Drittel sind über 70 Jahre alt, und nur 10 % der befragten PatientInnen sind zwischen hochbetagtem und erwerbsfähigem Alter. In der Altersgruppe zwischen 31 und 50 Jahren wurden im Untersuchungszeitraum keine PatientInnen dem Sozialdienst zugewiesen.

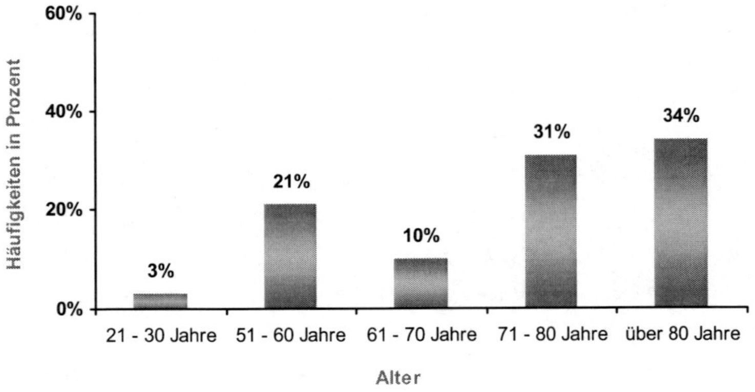

Häufigkeit der Altersgruppen der befragten PatientInnen in Prozenten, n = 29

Ein umfassendes Entlassungsmanagement beinhaltet nicht nur die medizinische und pflegerische Versorgung der PatientInnen, sondern auch die Organisation der sozialen Einflussfaktoren. Neben monetären und versorgungsrelevanten Determinanten ist auch der Kontakt zum unmittelbaren Umfeld von großer Bedeutung. Angehörige, Betreuungspersonen und/oder vertraute Menschen sind daher bei den weiteren Schritten der Entlassungs- und Weiterversorgungsorganisation unmittelbar einzubinden. PatientInnen sind oft nicht in der Lage, gravierende Entscheidungen alleine zu tragen. Gemeinsam mit Angehörigen und PatientInnen werden individuelle Lösungsmöglichkeiten besprochen. Nicht selten sagen PatientInnen: »Bitte sprechen Sie mit meinen Verwandten.«

Eine solche Beratung ist kostenlos und zählt zu den Serviceleistungen des Krankenhauses. Je nach Problem werden individuell direkt Kontakte zu den entsprechenden Berufsgruppen hergestellt. Die Beratung umfasst u. a. folgende Themen: Möglichkeiten der Weiterversorgung, Informationen über Ressourcen, interdisziplinäre Gespräche mit beteiligten Personen, anamnestische und zielorientierte Beratung sowie Motivation von PatientInnen, damit diese selbstständig aktiv werden können etc. In Absprache mit den behandelnden MedizinerInnen und der diplomierten Gesundheits- und Krankenpflege gibt das Team des sozialen Dienstes den PatientInnen Informationen über wichtige, organisatorische Maßnahmen, über finanzielle Möglichkeiten und Unterstützungsmöglichkeiten durch mobile und stationäre Dienstleistungsanbieter.

Die Angehörigen (n = 30) der PatientInnen des Krankenhauses wurden nach einer ca. 30-minütigen Beratung zu den Dimensionen Zufriedenheit, Information, Organisation, Beratung, persönliche Empfindungen und administrative Faktoren befragt.

Die Zufriedenheitsfaktoren vor, während und nach der Beratung beinhalten Qualität und Effizienz der Beratung. Die Annahmen lauteten im Untersuchungskontext wie folgt: »Welche qualitätsbezogenen Indikatoren bedürfen einer Verbesserung?« »Kann durch Beratung von Angehörigen eine bessere und effizientere Weiterversorgung organisiert werden?« und »Wie zufrieden sind Angehörige allgemein mit der Beratung?«.

Die Dienstleistung der »allgemeinen Sozialberatung« wurde von 80 % der befragten PatientInnen in Anspruch genommen. Die Beratungsleistung »Weiterversorgung nach der Entlassung« beinhaltet einzelne Punkte von der Erschließung finanzieller Unterstützungsmöglichkeiten bis hin zur Organisation von Wohn- und Versorgungsmöglichkeiten, immer unter der Berücksichtigung der Mitwirkungs- und Entscheidungsmöglichkeit von PatientInnen. Diese Dienstleistung wurde von allen Befragten (d. h. 100 %) in Anspruch genommen. Im Bereich der »Organisation des Entlassungsvorganges« übernimmt der/die SozialarbeiterIn in denjenigen Fällen, in denen es keine Angehörigen gibt, die den Entlassungsprozess unterstützen können, überwiegend die Weiterversorgung. Von den Befragten erhielten 30 % diese Leistung. Weitere 30 % der PatientInnen wurden zu Heilverfahren beraten. Bei der Befragung waren auch Mehrfachzuweisungen möglich.

Weiterversorgung	100 %
Organisation der Entlassung	30 %
Koordination von Heilverfahren	30 %
allgemeine Sozialberatung	80 %

Kriterien für die Zuweisung zum Sozialdienst, 2007

Die Qualität einer sozialen Beratung lässt sich gut anhand subjektiv empfundener Parameter messen. Die subjektive Wahrnehmung hängt in einer Beratungssituation sehr stark von Sympathie und Antipathie zwischen BeraterIn und KlientIn ab. Die Faktoren Verständlichkeit, Kommunikation, Transparenz, Verschwiegenheit, Interaktion, Freundlichkeit, Atmosphäre, Nähe und Distanz sind im Beratungsgespräch Determinanten, die eine Beschreibung der Beratung als »gelungen« oder als »weniger zielführend« beeinflussen. PatientInnen und Angehörige wurden zu ihrem persönlichen Gefühl vor, während und nach der Beratung befragt. In der direkten Befragung von Angehörigen konnte auf einer Skala von 1 bis 5 eine Verbesserung des subjektiven Empfindens von einem Mittelwert von 2,93 auf 2,7 festgestellt werden. Das Empfinden der Gruppe der befragten PatientInnen verbesserte sich auf einer durchschnittlichen Skala von 1 bis 5 von 3,23 auf 2,53. Vor der Beratung fühlten sich 60 % »eher wohl bis sehr wohl«. 40 % hatten ein Gefühl, das sie als »eher unwohl bis sehr unwohl« beschrieben. Die PatientInnen fühlten sich vor der Beratung mit 3,23 und während der Beratung mit 2,7 als Mittelwert schlechter als ihre Angehörigen, jedoch bewerteten 80 % von ihnen ihr subjektives Befinden nach einer Beratung als »eher wohl bis sehr wohl«. Die Angehörigen dagegen kamen mit einem schlechteren Gefühl aus der Beratung. 70 % von ihnen gaben an, dass sie sich vor der sozialen Beratung »eher wohl bis sehr wohl« gefühlt hätten. Das subjektive Gefühl der PatientInnen stieg kontinuierlich an, so dass sie sich nach der Beratung am besten fühlten. Angehörige gaben an, sich während der Beratung am wohlsten zu fühlen, ihr Gefühl verschlechterte sich aber nach der Beratung wieder. Daraus ist zu schließen, dass die Informationen und Inhalte bei den Angehörigen tatsächlich »ankommen«. Angehörige müssen sich im Zuge einer Beratung mit den künftigen Maßnahmen und weiteren Schritten auseinandersetzen. In den meisten Fällen sind sie es, die behördliche Wege zu erledigen und gemeinsam mit dem Patienten/der Patientin Lebensentscheidungen zu treffen haben. Manchmal müssen sie auch über unbefriedigende Versorgungsstrukturen aufgeklärt werden. Angehörige sind nicht selten nach einem Beratungsgespräch überfordert und können erst im Laufe weiterer Gespräche mehr Informationen aufnehmen. Beim Erstgespräch kommt häufig vor, dass still gehegte Hoffnungen (»es wird schon nicht so schlimm sein«) erst einmal von der tatsächlichen Realität abgelöst werden. Weder PatientInnen noch Angehörigen fällt es dann leicht, einen solchen Schock zu verkraften.

Trotzdem gaben rund 60 % der Angehörigen an, dass sie mit den Informationen über den Sozialdienst sehr zufrieden sind. Rund 40 % waren eher zufrieden. 93 % der befragten Angehörigen empfanden das Ausmaß an Dienstleistungen des Sozialdienstes als ausreichend. Von den PatientInnen empfanden 63 % das Dienstleistungs- und Informationsangebot des Sozialdienstes als sehr zufriedenstellend, wobei sie gleichzeitig auch angaben, vollständig informiert worden zu sein und keine weiteren Ratschläge zu brauchen. 30 % waren eher zufrieden, und 7 % bewerteten das Dienstleistungsangebot als eher nicht zufriedenstellend. Die Werte des Dienstleistungsangebotes unterliegen aber klarerweise auch dem Einfluss des extramuralen Angebotes anderer Institutionen: Wenn im externen Bereich ein Versorgungsdefizit vorliegt, beeinflusst dies natürlich auch die Zufriedenheit der PatientInnen im Krankenhaus.

Die PatientInnen wurden von der Interviewerin gefragt, ob ihre Weiterversorgung schon geregelt sei. 43 % der PatientInnen antworteten darauf, sie wüssten bereits, wie es nach dem Krankenhausaufenthalt weitergehen soll. Auf diese Antwort hin wurden die PatientInnen gefragt, ob die festgelegte Art der Weiterversorgung auch ihren eigenen Wünschen entspreche. Darauf antworteten 70 % mit »trifft völlig zu«, 23 % mit »trifft eher zu« und 7 % mit »teils, teils«. Die Befragten gaben zudem an, sämtliche Informationen, die für die weiteren Schritte nötig seien, zur Gänze von den SozialarbeiterInnen erhalten zu haben.

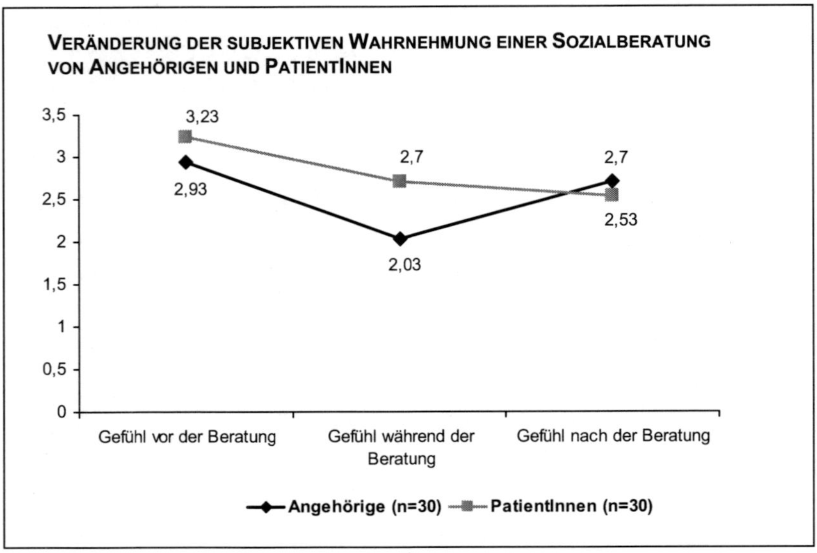

Insgesamt konnte das subjektive Gefühl im Laufe der Sozialberatung verbessert werden. Aufgrund der Erfahrungen aus der Praxis muss angemerkt werden, dass PatientInnen oft erst im Zuge einer sozialen Beratung an die weiteren, lebensentscheidenden Schritte (welche zum Teil mit negativ besetzten Entscheidungen verbunden sind) erinnert werden. Deshalb muss das bei den PatientInnen erzielte Ergebnis der Untersuchung – eine Verbesserung des Mittelwertes von 3,23 auf 2,53 – sehr positiv gesehen werden. Die Werte des Gefühls von Angehörigen vor und nach der Beratung lassen eine geringe Verbesserung erkennen, müssen jedoch in dem Lichte betrachtet werden, dass in den meisten Fällen sie die weiteren Schritte in der Versorgung der PatientInnen setzen müssen.

Die befragten PatientInnen beurteilten die soziale Beratung subjektiv gesehen als Erleichterung. Nach dem Gespräch waren 60 % von ihnen »etwas bis sehr erleichtert«. Die restlichen 40 % fühlten sich »wenig bis gar nicht erleichtert«. Diese Personen, die sich wenig bis gar nicht erleichtert fühlten, gaben zusätzlich an, dass sie sich vorher »auch nicht schlecht« gefühlt hätten, bzw. sagten sie »mir geht's ja eh gut«. Außerdem äußerten einige PatientInnen ihre Unsicherheit, indem sie angaben, trotz Beratung durch den Sozialdienst nicht zu wissen, wie es weitergehen solle.

Gesundheitliche Einschränkungen, das Unvermögen, im Weiteren eigenständige Schritte setzen zu können, und die allgemeine Hilflosigkeit gehören zu den Faktoren, die eine Gesprächssituation negativ beeinflussen können. Trotzdem gaben 87 % der interviewten Angehörigen an, sich nach der Beratung »sehr bis etwas erleichtert« zu fühlen. Nur 13 % fühlten sich nach der Beratung »weniger bis gar nicht erleichtert«. Die Hälfte der befragten PatientInnen gab an, sich nach der Beratung »gar nicht unsicher zu fühlen«. Weitere 50 % der Befragten waren »sehr bis leicht verunsichert«.

Einen großen Einfluss auf das Gefühl der (Un-)Sicherheit hat auch das individuelle Handlungsfeld eines Patienten/einer Patientin: Je aktiver und unabhängiger sie sind, desto sicherer fühlen sie sich in ihren Entscheidungen. Umgekehrt ist die Verunsicherung besonders dann groß, wenn PatientInnen körperlich schwach und vom Pflegepersonal abhängig sind. 50 % der Angehörigen gaben an, sich »gar nicht unsicher« zu fühlen. Weitere Angehörige waren mit jeweils 33 % »sehr bis etwas verunsichert«, und die restlichen 17 % gaben an, bei Entscheidungen über die Zukunft auch nach dem Gespräch noch unsicher zu sein.

Bei der Frage nach der persönlichen Überforderung durch die gegebene Situation gaben 46 % der PatientInnen an, sich gar nicht überfordert zu fühlen. Diese PatientInnen werden von ihren Angehörigen in hohem Maße unterstützt, bzw. haben sie sich bereits im Vorfeld auf ihren Krankenhausaufenthalt vorbereitet und entsprechende Vorkehrungen getroffen. Viele der befragten PatientInnen nehmen die Situation an und versuchen sich an die momentane Lebensphase anzupassen. Das Gefühl der Überforderung hängt auch mit den Umständen eines Krankenhausaufenthaltes zusammen. PatientInnen, die akut eingewiesen werden, reagieren meist anders als jene, deren Aufenthalt im Krankenhaus bereits geplant war. So waren es auch im Rahmen der Befragung eher diejenigen KlientInnen, die akut ins Spital aufgenommen worden waren, die ob ihrer Situation und der Frage, wie es denn nun weitergehen solle, ins Grübeln kamen. 47 % der PatientInnen sagten aus, mit der aktuellen, gesundheitlichen Situation »sehr bis etwas überfordert« (gewesen) zu sein. 53 % gaben an, »ein wenig bis vollkommen überfordert« zu sein. 34 % der Angehörigen fühlten sich »sehr bis etwas überfordert«, 13 % »weniger überfordert«, und über die Hälfte (53 %) der Angehörigen gaben an, sich »überhaupt nicht überfordert« zu fühlen. Sie seien in der Lage, aktiv Entscheidungen zu treffen und weitere Versorgungsmaßnahmen einzuleiten.

In diesem Zusammenhang zeigt sich deutlich, dass die Beratung von Angehörigen eine zentrale Bedeutung für das Entlassungsmanagement hat. Werden die Angehörigen gut über entsprechende Versorgungsmöglichkeiten informiert, kann eine Entlassung aus dem Krankenhaus zeitgerecht erfolgen. Für die Praxis ist dies insofern entscheidend, als dass Angehörige und PatientInnen möglichst früh über geplante Therapien und über die maximale Verweildauer Bescheid wissen sollten. MedizinerInnen sollten deshalb schon sehr bald im stationären Setting Informationen über die Liegedauer an Betroffene weiterleiten. Eine Woche Aufenthalt ist für eine/n MedizinerIn eine lange Zeit. Doch für die Organisation eines mobilen Dienstes ist dieser Zeitraum beispielsweise oft das absolute Minimum.

90 % der befragten PatientInnen fühlten sich bei der Beratung durch eine(n) diplomierte(n) SozialarbeiterIn zu ihrer Lebenssituation »sehr bis einigermaßen verstanden«. 10 % gaben an, das Gefühl zu haben, »etwas verstanden« worden zu sein. Ebenso gaben 90 % der Angehörigen an, sich von den MitarbeiterInnen des Sozialdienstes verstanden zu fühlen, und 10 % fühlten sich einigermaßen verstanden.

Eine SozialarbeiterIn im Krankenhaus muss nicht nur die Empathie für Menschen und ihre Lebenssituationen mitbringen, sie muss speziell in einer Klinik die Ausnahmesituationen von Menschen, die teilweise schwer erkrankt sind, verstehen. Diplomatie, Respekt, Wertschätzung und Verständnis sind Grundvoraussetzungen, die MitarbeiterInnen des Sozialdienstes für ihren Beruf im Krankenhaus mitbringen müssen.

Bei der Frage, ob sich die PatientInnen nach dem Gespräch mit der SozialarbeiterIn persönlich befreiter fühlten, antworteten 53 % mit »ja, sehr« bis »etwas« und 10 % fühlten sich »eher weniger« von Problemen befreit. 37 % der Befragten fühlten sich »gar nicht befreit«. Die Situation der PatientInnen zeigt ein großes Handlungsfeld für die Sozialarbeit auf und verweist auf die Beratungsdimensionen des Vertrauens, des qualitativen Kontakts und der individuellen Bedürfniserhebung im Rahmen der Sozialanamnese. Ganz generell nannten die befragten PatientInnen als Einflussfaktoren auf ihren Gemütszustand Dinge wie Unverständnis durch Dritte und persönliche Einsamkeit. Diese Ergebnisse untermauern die Untersuchungen von Hedtke-Becker et al. (2003) im Kapitel »Die PatientInnen im Krankenhaus«. Ein Teil der befragten PatientInnen ist selbst aktiv und kann nach der Beratung durch den Sozialdienst anhand der erhaltenen Informationen alle weiteren Versorgungsmaßnahmen selbstständig organisieren.

Auf die Frage, ob sie nach der Beratung nachdenklich seien (diese Frage zielte darauf ab, zu eruieren, ob PatientInnen erst durch das Ansprechen von Problemen zum Nachdenken angeregt werden), antworteten 60 % der InterviewteilnehmerInnen, sie seien »sehr bis etwas nachdenklich« geworden, 23 % waren »weniger« und 17 % »gar nicht nachdenklich«. Die befragten Personen reagierten auf diese Frage je nach Problematik sehr unterschiedlich. Je schwieriger das soziale Umfeld, die Krankheit und die Versorgungsmöglichkeiten, desto nachdenklicher gaben die KlientInnen an, nach der Beratung gewesen zu sein. Eine Patientin sagte z. B., sie denke sehr viel nach, da sie nicht wisse, wie ihr Mann und ihre Tochter die Versorgung übernehmen sollten. Sie seien nicht in der Lage, sich zu Hause um sie zu kümmern. 90 % der Angehörigen gaben an, nach der Beratung »sehr bis etwas nachdenklich« zu sein. Der Rest gab an, nach der Beratung »gar nicht nachdenklich« zu sein.

Nebst den aktivierenden, therapeutischen Maßnahmen zählen Motivation und Ressourcenerschließung zu den grundlegenden Dienstleistungen des sozialen Dienstes, um dadurch das selbstständige Handeln von PatientInnen und deren Angehöriger zu fördern. Die befragten PatientInnen gaben im Interview an, die Beratung durch eine/n diplomierte/n SozialarbeiterIn sei zu 74 % »sehr

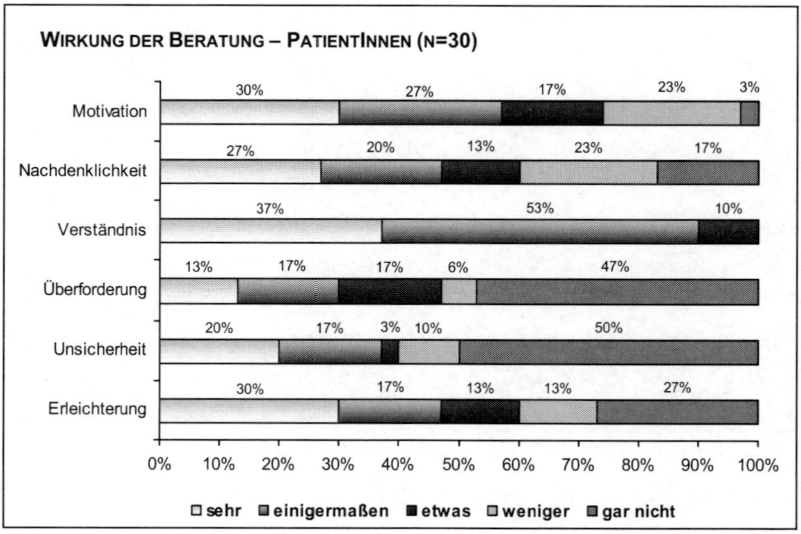

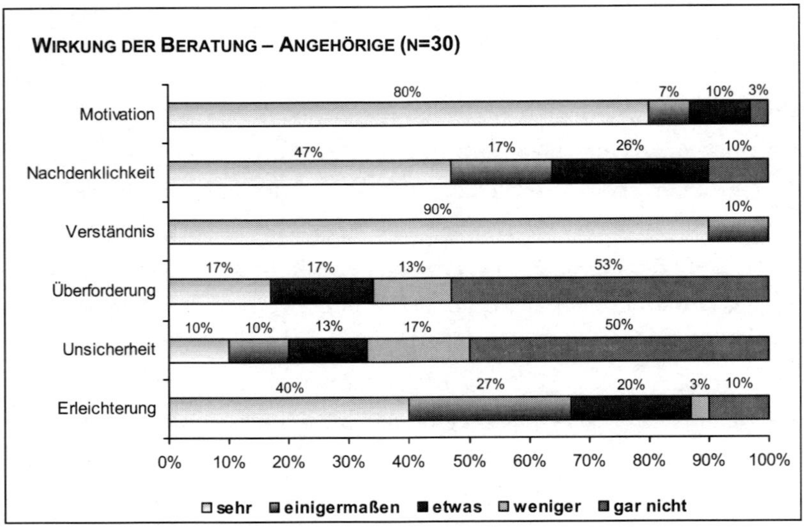

bis etwas motivierend« gewesen, doch 26 % wurden »weniger bis gar nicht motiviert«. Die Anzahl der zu fast einem Drittel wenig motivierten PatientInnen weist sicherlich einen Handlungsbedarf in der Sozialarbeit auf. Hingegen zeigen die Ergebnisse der befragten Angehörigen, dass 97 % sich durch das Gespräch mit dem Sozialdienst »sehr bis etwas motiviert« fühlten, und nur 3 % fühlten sich »gar nicht motiviert«.

Ganz allgemein erlebten 93 % der befragten PatientInnen die soziale Beratung als »sehr bis einigermaßen hilfreich«, und 7 % bezeichneten das Gespräch als »etwas hilfreich«. Diesen PatientInnen ist bewusst, dass es neben der medizinischen Versorgung im Krankenhaus auch Einrichtungen zur Organisation und Beratung gibt. Die PatientInnen, die die Beratung als »sehr bis einigermaßen hilfreich« empfunden haben, verdeutlichen das hohe Maß an Zuwendungs- und Betreuungsbedarf im Rahmen der Versorgung im Krankenhaus. 97 % der Angehörigen gaben an, die Beratung als »sehr hilfreich« erlebt zu haben, die restlichen sagten, sie sei »etwas hilfreich« gewesen. Die Mittelwerte der Beratung bei der Ausprägung »hilfreich« betragen bei den Angehörigen 1,07 und bei den PatientInnen 1,4.

Das soziale Beratungsgespräch wird von 80 % der PatientInnen im Krankenhaus als »sehr bis einigermaßen informativ« erlebt; 10 % erlebten es als »etwas informativ«. 97 % der Angehörigen sagten, die Beratung sei »informativ« gewesen. Der Mittelwert der Ausprägung »informativ« beträgt bei den Angehörigen 1,03 und bei den PatientInnen 1,33. Die PatientInnen haben die Beratung persönlich zu 90 % als »sehr bis einigermaßen verständlich« wahrgenommen, und 10 % erlebten das Gespräch als »etwas verständlich«. Die Beratung durch eine(n) diplomierte(n) SozialarbeiterIn setzt voraus, dass diese(r) individuell auf die Bedürfnisse, Verständigungsmöglichkeiten und Verständnisarten der KlientInnen eingehen kann. 97 % der befragten Angehörigen empfanden die Beratung als verständlich. Der Mittelwert der Ausprägung »verständlich« beträgt bei den Angehörigen 1,13 und bei den PatientInnen 1,47.

Die Dimension zur Aktivierung der eigenen Handlungsfähigkeit wurde mit der Frage, ob die Beratung anregend gewesen sei, erhoben. In diesem Fragenkomplex wurden die KlientInnen nach eigenen, neuen Lösungsansätzen für ihr Problem gefragt. 73 % der PatientInnen empfanden die Beratung als »sehr bis einigermaßen anregend«, und 26 % empfanden sie als »etwas bis weniger anregend«. 80 % der befragten Angehörigen gaben an, die Beratung als »sehr anregend« empfunden zu haben, für 13 % war die Beratung »etwas anregend«. 7 % empfanden sie als »einigermaßen bzw. gar nicht anregend«. Das heißt, dass ein Großteil der Angehörigen nach einer Beratung und anhand der erhaltenen Informationen weiß, wie bevorstehende Probleme gelöst werden können. Die Mittelwerte der Ausprägung »anregend« betragen bei den Angehörigen 1,43 und bei den PatientInnen 1,7.

86 % der PatientInnen gaben an, die Beratung sei »sehr bis einigermaßen zielorientiert« gewesen, und 13 % sagten, das Gespräch sei »weniger zielorientiert« verlaufen. Sozialanamnese und Zielvereinbarungen können in der sozialen Beratung wesentlich zur Zielorientierung beitragen und sind ein wichtiger Bestandteil der Beratungstätigkeit des sozialen Dienstes eines Krankenhauses. 90 % der Angehörigen empfanden die Beratung als »sehr« und 7 % als »einigermaßen zielorientiert«. Der Rest (auf 100 %) machte dazu keine Aussage. Der Mittelwert der Ausprägung »Zielorientiertheit« beträgt bei den Angehörigen 1,07 und bei den PatientInnen 1,6.

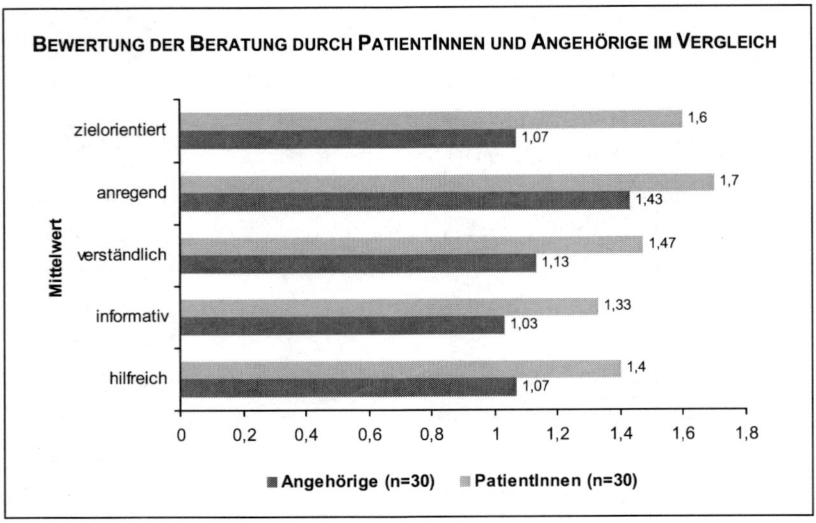

Die Mittelwerte des Diagramms zeigen, dass Angehörige die Sozialberatung im Schnitt besser bewerten als die PatientInnen. Hier muss angeführt werden, dass die Angehörigen meist freiwillig und in Ausnahmesituationen die Beratung aufsuchen. PatientInnen hingegen werden auf Ansuchen der MedizinerInnen oder der Pflege beraten. Das heißt, dass PatientInnen im Gegensatz zu ihren Angehörigen weniger Mitspracherecht dazu haben, ob sie eine Beratung haben wollen oder nicht. Zusätzlich spielen sicherlich Faktoren der Verleugnung einer Erkrankung, des Nicht-wahr-haben-Wollens oder des »Es-wird-schon-wieder-Werdens« eine große Rolle.

Zusammenfassung der wesentlichen Ergebnisse

Zwei Drittel der befragten KlientInnen des Sozialdienstes sind im Schnitt über 70 Jahre alt, und die Mehrzahl von ihnen (70 %) ist weiblich. Die Befragten verfügen über ein durchschnittliches Monatseinkommen von 910 Euro, und mehr als die Hälfte (60 %) von ihnen lebt alleine in einem Haushalt. Alle zugewiesenen PatientInnen nahmen das Angebot der kostenlosen Sozialberatung in Anspruch.

Die Frage, ob eine soziale Beratung direkte Auswirkungen auf das subjektive Wohlbefinden und die persönliche Wahrnehmung hat, kann aufgrund dieser Studie eindeutig bejaht werden. Sowohl in der Gruppe der befragten PatientInnen als auch in der Gruppe der Angehörigen wiesen die erzielten Mittelwerte jedoch deutliche Unterschiede auf. Bei den PatientInnen zeigte sich nach der Erstberatung eine deutliche Verbesserung ihres Gefühls (von 3,23 auf 2,53), während sich dieser Wert bei den Angehörigen im gleichen Zeitraum leicht (von 2,93 auf 2,7) verschlechterte. Dieses Untersuchungsergebnis bestätigte auch die zu Beginn der Studie aufgestellte Hypothese, wonach Angehörige sich im Allgemeinen am Ende einer Beratung eher schlechter fühlen. Denn vor der eigentlichen Beratung sind den meisten Angehörigen mögliche, lebensverändernde Konsequenzen noch gar nicht bewusst; viele meinen, es werde schon alles wieder gut werden. Dennoch sagten 87 % der Angehörigen, die Beratung sei »sehr« bis »etwas erleichternd« gewesen. Dieser Wert zeugt also von einer sehr hohen Zufriedenheit.

Generell kann festgehalten werden, dass PatientInnen, die schon im Krankenhaus aktiver und unabhängiger sind als andere, sich mit einem umso größeren Gefühl der Sicherheit an wichtigen Entscheidungen (die immerhin ihr Leben betreffen) beteiligen. Hier ist auch der Hinweis an andere Berufsgruppen im Krankenhaus angebracht, PatientInnen nicht zu entmündigen, sondern sie aktiv in Entscheidungsprozesse einzubinden. Denn je aktiver ein/e Patient/in in Abläufe und Prozesse involviert wird, umso geringer ist die Gefahr, dass er/sie abstumpft und wichtige Entscheidungen aus der Hand gibt.

Der empathische Zugang und das Verständnis, das der Sozialdienst seinen KlientInnen entgegenbringt, wird von den befragten PatientInnen und den Angehörigen zu 90 % positiv bewertet. 93 % der PatientInnen und 80 % der Angehörigen bewerteten das Beratungsgespräch zudem als informativ.

47 % der PatientInnen gaben an, aufgrund ihrer gesundheitlichen Situation und der daraus resultierenden Entscheidungsschwierigkeiten überfordert zu sein. Von den Angehörigen fühlten sich im Rahmen der Studie jedoch nur 34 % überfordert. Das bedeutet, dass Angehörige in Zukunft unbedingt vermehrt in Entscheidungsprozesse einbezogen werden müssen – gerade, wenn es um schwere Erkrankungen von PatientInnen geht.

26 Die Bewertung der sozialen Dienstleistungen durch PatientInnen und Angehörige

Auch wenn soziale Dienstleistungen mittlerweile zum Serviceangebot eines Krankenhauses gehören, hat der soziale Dienst mangels direkt verrechenbarer Leistungen und monetärer Fakten oft gegen das Image von Wohltätigkeit und Fürsorge zu kämpfen. Da soziale Dienstleistungen nämlich nur bedingt messbar sind, herrscht manchmal noch immer die Meinung, Sozialarbeit im Krankenhaus würde sich nicht rechnen. Die subjektive Zufriedenheit von PatientInnen und deren Angehöriger steigt jedoch maßgeblich, wenn das Klinikpersonal ihnen korrekte Informationen über die weiteren Schritte zur Versorgung geben kann. So gesehen sind die Unterstützung beim Erledigen von Formalitäten, die Aktivierung von Ressourcen oder der Abbau allfälliger Barrieren nicht nur für PatientInnen und ihre Angehörige, sondern letztendlich auch für die Krankenhausbetreiber von Vorteil. Denn effizient versorgte Menschen verlassen eine Klinik zufriedener als solche, die erst zu Hause auf Defizite aufmerksam werden. Die Art und Weise, wie PatientInnen und ihre Angehörigen die sozialen Dienstleistungen im Rahmen dieser Untersuchung bewerteten, soll nun Gegenstand dieses Kapitels sein.

In den meisten Fällen werden die KlientInnen dem sozialen Dienst von MedizinerInnen bzw. von der Pflege zugewiesen, wobei die Zuweisung auf der Grundlage einer der sechs folgenden Kategorien erfolgt: Beratung allgemein, Weiterversorgung, Organisation der Entlassung, psychosoziale Diagnostik, Soziotherapie und Koordination von Heilverfahren. Sehr oft beruht die Zuweisung sogar auf zwei oder drei dieser einzelnen Kategorien. So kann z. B. allgemein gesagt werden, dass alle KlientInnen des Sozialdienstes zunächst einmal eine Beratung zum Thema Weiterversorgung benötigen. Für ca. ein Drittel aller Zuweisungen wird die Koordination von Heilverfahren, für ein weiteres Drittel die Organisation des Entlassungsvorganges als Hauptgrund angegeben. Bei letzterer Zuweisungsform, welche die vollkommene Übernahme aller administrativen und organisatorischen Schritte bis zur Entlassung beinhaltet, sind die KlientInnen selbst überhaupt nicht (mehr) bzw. nur zum

Teil in der Lage, Entscheidungen zu treffen, bzw. haben sie auch keine direkten Angehörigen, die dies an ihrer Stelle tun könnten. Dieser Anteil von 30 % der Gesamtzuweisungen bedarf eines höheren Aufwands als alle anderen Fälle; sie sind daher auch in der Personal- und Zeitberechnung anders zu werten.

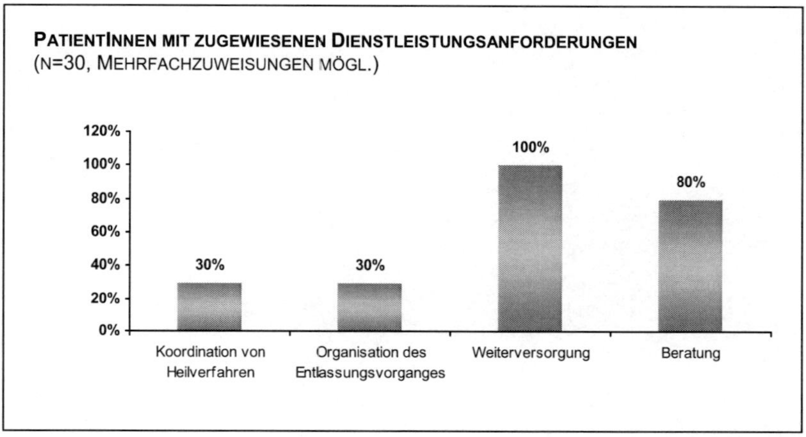

Die nachfolgende Graphik reflektiert die Kontaktaufnahme mit dem Sozialdienst durch MedizinerInnen, PflegerInnen, durch die PatientInnen selbst, durch Angehörige und SozialarbeiterInnen. Die MitarbeiterInnen werden sehr oft von externen Institutionen über den Krankenhausaufenthalt ihrer KlientInnen informiert. Das heißt, dass diese PatientInnen bereits vor dem Krankenhausaufenthalt von einer Institution betreut wurden, dass sie mobile Dienste in Anspruch nehmen mussten und/oder von extramuralen Einrichtungen in das Spital eingewiesen worden sind. Hier ist es wichtig, Informationen über bereits bestehende Strukturen und Ressourcen einzuholen, die ja bei der geplanten Entlassung wieder aktiviert werden müssen. 73 % aller Angehörigen suchen den Sozialdienst selbst, d. h. ohne Aufforderung von Arzt/Ärztin oder Pflege auf. In einer frei zugänglichen, kostenlosen Beratung werden Angehörige zweimal pro Woche über diverse Angebote informiert. Weniger als ein Drittel der Angehörigen wird vom Krankenhauspersonal an den Sozialdienst verwiesen. 30 % aller PatientInnen werden dem Sozialdienst von den MitarbeiterInnen der Klinik zugewiesen, und knapp 20 % von ihnen suchen selbst das Gespräch mit den zuständigen SozialarbeiterInnen.

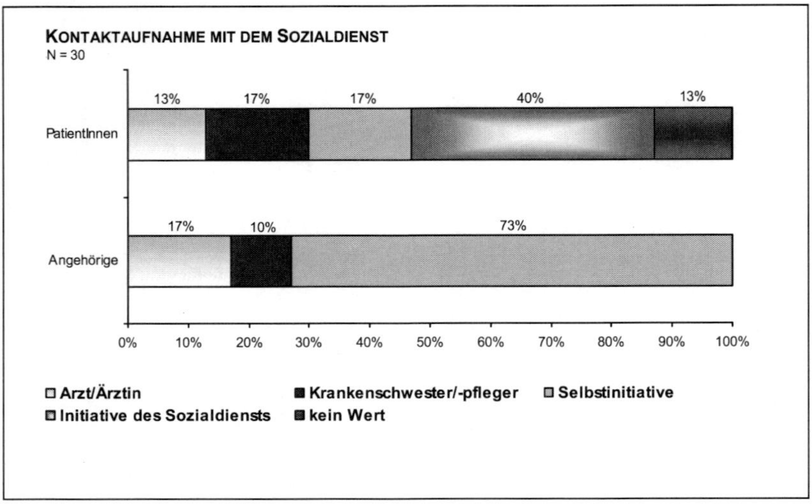

Nach der Kontaktaufnahme und dem ersten Gespräch hatten 90 % der befragten PatientInnen ein gutes Gefühl. 7 % der Angehörigen und 10 % der PatientInnen fühlten sich zu diesem Zeitpunkt »weniger gut« bis »nicht gut«, wobei diese subjektive Empfindung bei den Angehörigen noch besser war als bei den PatientInnen selbst.

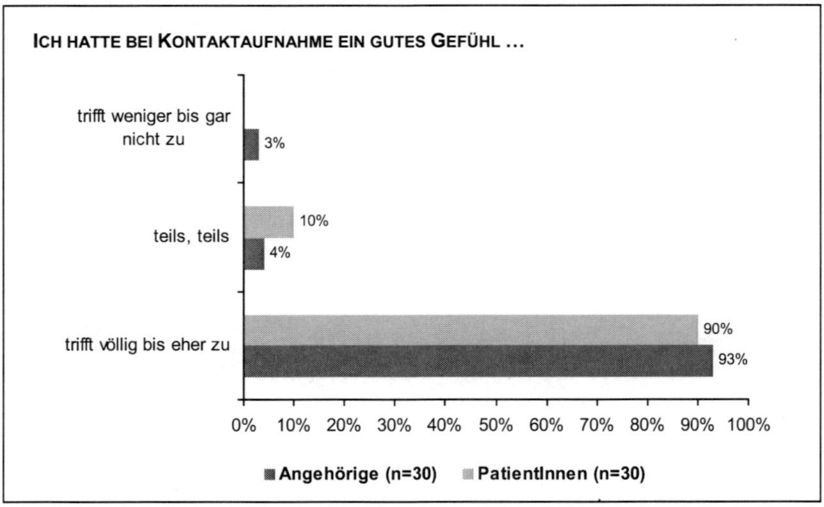

Hier zeigt sich auch, dass die Beratungssituation beim Erstgespräch für die KlientInnen von Bedeutung ist. Je besser sich ein Mensch in dieser Situation fühlt, umso offener können auch schwierige Lebenssituationen besprochen werden. Das Umfeld der Beratung spielt hier genauso eine wichtige Rolle wie die Kommunikation mit der SozialarbeiterIn. Idealerweise findet eine solche Beratung in einem separaten Raum auf der Abteilung oder in den Räumlichkeiten des Sozialdienstes, nicht aber am Krankenbett neben ZimmernachbarInnen statt.

Die Zufriedenheit eines Patienten/einer Patientin ist ebenfalls von verschiedenen Einflussfaktoren abhängig. Ein solcher Faktor betrifft z. B. die Dauer des Krankenhausaufenthaltes. Um ein Verständnis für die Situation seiner KlientInnen entwickeln zu können, muss der Sozialdienst bei seiner Arbeit die durchschnittliche Verweildauer beachten. Fast 70 % der PatientInnen, die dem Sozialdienst zugewiesen werden, verbringen im Durchschnitt zwei bis drei Wochen im Krankenhaus. 18 % müssen länger als drei Wochen, knapp 10 % über einen Monat lang bleiben. Etwa 10 % aller PatientInnen des Sozialdienstes zählen zu den so genannten LangzeitpatientInnen. Weniger als 5 % sind hingegen weniger als eine Woche lang im Spital. Letzteres PatientInnenklientel ist meist zu geplanten Aufenthalten im Krankenhaus, kommt ambulant wieder oder ist selbst dazu in der Lage, sein soziales Leben zu organisieren.

DAUER DES STATIONÄREN AUFENTHALTS DER ZUGEWIESENEN PATIENTINNEN (N=28)

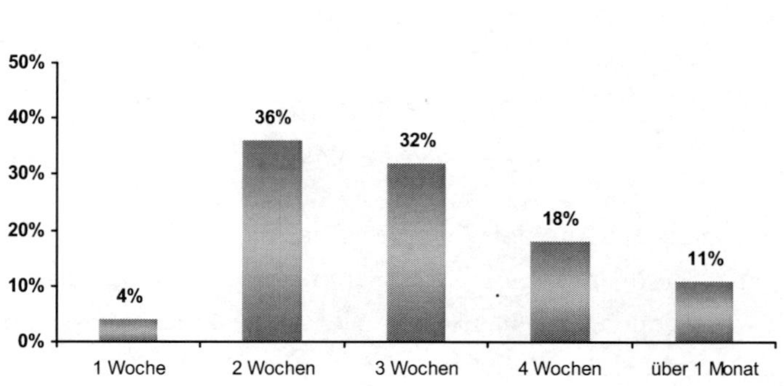

Auch die Erwartungen, die KlientInnen an eine soziale Beratung knüpfen, stellen einen wesentlichen Messparameter dar. Denn die mit diesen Erwartungen verbundenen, konkreten Dienstleistungen und Beratungsergebnisse machen die Arbeit des Sozialdienstes quantitativ sehr wohl evaluierbar. Zudem widerspiegelt die in diesem Zusammenhang abgegebene, allgemeine Bewertung auch die Qualität der vom Sozialdienst angebotenen Beratung. So waren 97 % der befragten PatientInnen mit dem Beratungsgespräch zufrieden und werteten dieses als »sehr gut« bis »gut«.

Mit welchen Erwartungen die KlientInnen des Sozialdienstes zum Beratungsgespräch kamen, zeigt nachfolgendes Diagramm:

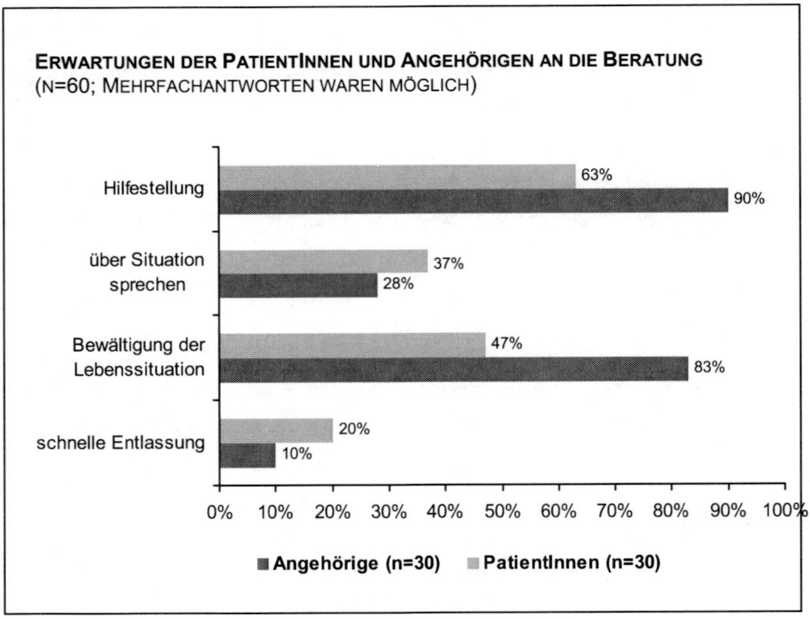

90 % aller befragten Angehörigen gaben an, die Beratung sei eine Hilfestellung gewesen. 83 % von ihnen verhelfe die Beratung zur Bewältigung der schwierigen Lebenssituation. Fast einem Drittel aller Angehörigen war es wichtig, über die momentane Situation sprechen zu können. Die Angehörigen gaben zusätzlich an, in Erwartung allgemeiner Hilfestellungen, Informationen, Unterlagen, Formulare sowie diverser Anträge in die Beratung gekommen zu sein. Doppelt so viele PatientInnen wie Angehörige sagten, sie hätten sich durch die

Sozialberatung eine schnellere Entlassung erhofft. Die Abwicklung und Koordination sozialer Dienstleistungen wird von Angehörigen und PatientInnen in etwa gleich mit der Note »sehr gut« beurteilt. 97 % der Angehörigen und 93 % der PatientInnen werten die Abwicklung persönlicher Anliegen mit »sehr gut« und »gut«. Trotz häufiger externer Versorgungsdefizite bzw. schwieriger Lebensentscheidungen wurden die Ergebnisse, die im Zuge einer Beratung erzielt worden waren, von den befragten PatientInnen durchschnittlich mit der Note 1,17 bzw. von den Angehörigen mit 1,47 bewertet.

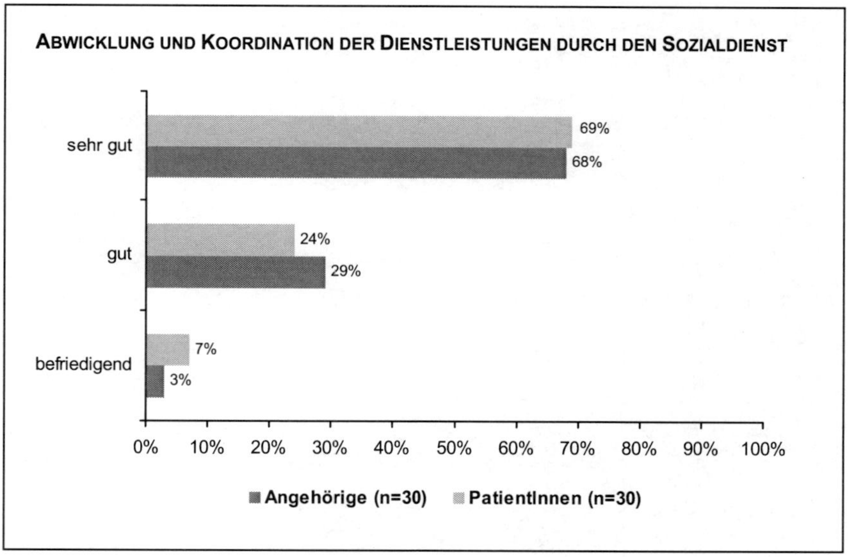

Die Beratung an sich wurde von mehr als der Hälfte der PatientInnen und von fast zwei Dritteln der befragten Angehörigen mit »sehr gut« bewertet. Insgesamt zeigen die Ergebnisse in beiden Gruppen auch bei differenzierter Fragestellung eine sehr hohe Zufriedenheit.

Die Angehörigen und PatientInnen wurden im Detail zu den qualitativen Merkmalen der Beratung befragt. Die Höhe des im Zusammenhang mit der Beratung von Angehörigen erzielten Werts zeigt, dass auch die Atmosphäre und die Tatsache, dass das Gespräch in einem geschlossenen Raum stattfindet, von den betroffenen Personen positiv bewertet wird. PatientInnen werden jedoch oftmals noch im Krankenzimmer beraten. Bei diesem Punkt besteht also ein Handlungsbedarf.

Bewertung der Sozialberatung von PatientInnen und Angehörigen

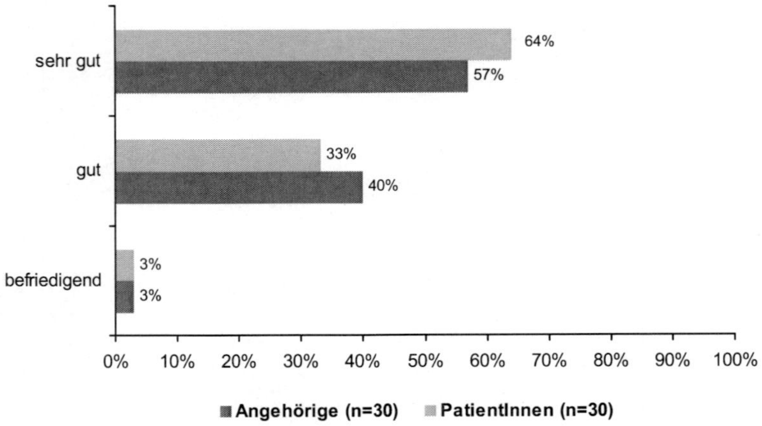

Beurteilung der Beratungssituation allgemein durch Angehörige und PatientInnen
(Mehrfachantworten waren möglich)

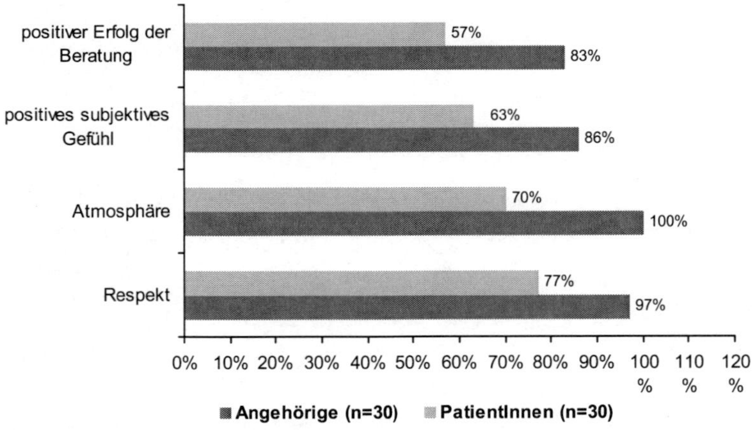

Soziale Dienstleistungen sind im Hinblick auf die künftige Entwicklung unserer Gesellschaft aus dem Krankenhausalltag nicht mehr wegzudenken. Das extramurale Angebot an Versorgungseinrichtungen, mobilen Diensten, privaten und öffentlichen Anbietern, regionalen Institutionen und Casemanagern ist in den letzten Jahren stark gewachsen. Daraus hat sich u.a. ein kaum überschaubarer Markt für die Pflege zu Hause entwickelt, der sich sicherlich auch in Zukunft weiter ausdehnen wird. Die demographische Entwicklung der Bevölkerung setzt genau ein solches gut organisiertes, regionales Versorgungsprogramm voraus. Viele PatientInnen und Angehörige kennen sich im aktuellen »Versorgungsdschungel« jedoch kaum aus und sind deshalb auf fremde Beratung angewiesen. So ist es gut, wenn es in einem Krankenhaus eine Stelle gibt, die in Bezug auf weitere Maßnahmen über die nötigen Organisations- und Informationsmöglichkeiten verfügt, um eine allfällige Über- oder Unterversorgung zu vermeiden und genau die Lösungsvorschläge zu vermitteln, die in Anbetracht der (momentanen) gesundheitlichen Beeinträchtigung am sinnvollsten sind.

Zusammenfassung der wesentlichen Ergebnisse

Die PatientInnen, die dem Sozialdienst zugewiesen werden, verbringen durchschnittlich zwei bis drei Wochen im Krankenhaus. Hier besteht sicherlich ein Potenzial für Verbesserungen im Zuweisungssystem und in der Information über soziale Dienstleistungen auf den einzelnen Abteilungen. In der Praxis sollten PatientInnen mit einer planbaren, längeren Verweildauer dem Sozialdienst früher als bisher zugewiesen werden. Administrative und organisatorische Schritte könnten dann längerfristig geplant werden und stünden eher zum geplanten Entlassungstermin zur Verfügung, als dies bisher unter Umständen der Fall ist.

Ca. je ein Drittel aller Zuweisungen durch die Pflege oder die Medizin erfolgt aufgrund eines Antrags auf Koordination eines Heilverfahrens oder auf Organisation des Entlassungsvorganges (in diesem Fall ist der/die PatientIn nicht mehr in der Lage, selbst Entscheidungen zu treffen, bzw. stehen dafür keine Angehörigen zur Verfügung). In sämtlichen Fällen wird eine Weiterversorgung angefordert. 73 % aller Angehörigen nehmen selbst Kontakt mit dem

Sozialdienst auf – im Gegensatz zu nur 17 % der befragten PatientInnen. Bei der letzteren Gruppe wird die soziale Beratung in 30 % der Fälle von Pflege oder Medizin angefordert.

97 % der befragten Angehörigen und 93 % der PatientInnen verteilten für die Abwicklung der persönlichen Anliegen sehr gute Noten. Bei der Beurteilung der sozialen Dienstleistungen standen individuelle Erwartungen im Vordergrund, welche bei den Angehörigen in einem sehr hohen Ausmaß im Bereich »Hilfestellung« (zu 90 %) und »Bewältigung der Lebenssituation« (zu 83 %) angesiedelt waren. PatientInnen hingegen wollten mit dem Sozialdienst vorrangig über die momentane Situation sprechen (zu 37 %; bei den Angehörigen liegt dieser Wert bei 28 %); 63 % von ihnen erwarteten sich eine Hilfestellung, und 47 % wollten vor allem die aktuelle Lebenssituation bewältigen.

Die Beratungssituation wird von den Angehörigen in allen befragten Punkten um jeweils 20 % besser bewertet als von den PatientInnen. Hier muss angemerkt werden, dass die Angehörigen in der Beratungssituation alleine mit einer Sozialarbeiterin in einem Besprechungsraum sind. Die Beratung der PatientInnen erfolgt hingegen meist direkt am Krankenbett, wo Zimmernachbarn oft unumgänglich anwesend sind und indirekt eine Kommunikationsbarriere darstellen. Auf diese Tatsache sollte – insbesondere dann, wenn schon aus der Zuweisung ersichtlich wird, dass eine soziale Beratung eher persönliche Themen betrifft – Rücksicht genommen werden, so dass das Gespräch in einem separaten Besprechungsraum stattfinden kann.

27 Die Beurteilung sozialer Dienstleistungen durch das medizinische Personal eines Krankenhauses

Für die vorliegende Studie wurden alle bettenführenden Abteilungen des Krankenhauses herangezogen, ohne besondere Berücksichtigung der Art der Abteilung oder der Nutzung des Sozialdienstes. Zu diesen Stationen gehören Gynäkologie, Lunge, Neurologie, Unfall, Interne, Akutgeriatrie, HNO, Orthopädie, Chirurgie, Dermatologie, Urologie, Onkologie sowie die Tagesklinik und die Ambulanzen. Insgesamt wurden mittels standardisierter, qualitativer und quantitativer Fragebögen 14 Interviews mit Mitgliedern des Personals aus dem medizinischen und pflegerischen Bereich durchgeführt. Die Stationsleitung der Pflege und die StationsärztInnen wurden direkt zu vergleichbaren Dimensionen befragt, wobei die Fragen von einer Interviewerin vom Gesundheitsmanagement und von einem Mediziner gestellt wurden.

Als Erstes wurden die TeilnehmerInnen gefragt, wie sie die Arbeit des Sozialdienstes allgemein bewerten.

BEWERTUNG DES SOZIALDIENSTES DURCH MEDIZINERINNEN UND PFLEGEPERSONAL
IM INTERVIEW IN SCHULNOTEN (N=30)

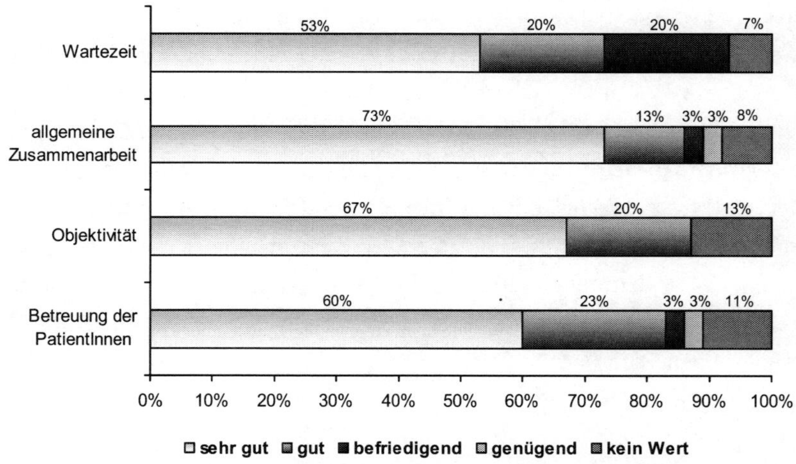

73 % des befragten Krankenhauspersonals beurteilten die Wartezeit von der Anforderung des Sozialdienstes bis zum ersten Beratungsgespräch als »sehr gut« und »gut«. Als Note ausgedrückt beträgt der Mittelwert dieser Bewertung 1,65. 26 von 30 Stationsschwestern/-pflegerInnen und ÄrztInnen (d. h. insgesamt 86 %) bewerteten die allgemeine Zusammenarbeit mit dem Sozialdienst als »sehr gut« bzw. »gut«. Der Mittelwert liegt hier bei 1,32. Die befragten MedizinerInnen und StationsleiterInnen merkten an, dass eine längere Betreuung vor Ort durch eine Sozialarbeiterin auf der Abteilung selbst von Vorteil wäre. 67 % der ausgewählten Stationen (oder 20 Befragte) beurteilten die Objektivität im Umgang mit den PatientInnen als »sehr gut« und 20 % als »gut«. Der Mittelwert bei der Ausprägung Objektivität beträgt 1,23. 83 % aller befragten MitarbeiterInnen bewerteten die Betreuung der PatientInnen durch den Sozialdienst mit »sehr gut« und »gut«. Der Mittelwert beträgt bei dieser Frage 2,20.

Weiters wurden die MitarbeiterInnen nach ihren Kenntnissen über den Dienstleistungskatalog bzw. über die Arbeitsfelder der Sozialarbeit im Krankenhaus gefragt. Die Mehrheit der MedizinerInnen und PflegerInnen wusste über folgende Bereiche Bescheid: Wohnen (meist Heimunterbringungen), Einkommen (meist Pflegegeld), Ressourcen allgemein und Weiterversorgung (mobile Dienste etc.). Beratungen, die beispielsweise im Falle einer Desintegration oder Verhaltensproblematik oder zu Themen wie Ausbildung und Beruf angeboten werden, fallen nicht direkt als Dienstleistung auf. Das kann damit zusammenhängen, dass das Krankenhauspersonal den Sozialdienst meistens im Zusammenhang mit dem Entlassungsmanagement anfordert und Fragen zum Thema Wohnen, Finanzen und Ressourcen etc. erst bei der Beratung selbst auftauchen. Probleme, die die individuelle Sphäre eines/r PatientIn berühren, sind in erster Linie nicht sichtbar und gewinnen erst bei einer weiteren Betrachtung an Wertigkeit. So dringen Dienstleistungen, die mit KlientInnen in einem Face-to-Face-Gespräch geregelt werden, eher in den Hintergrund. Erst bei Weiterleitung von Informationen an das Abteilungspersonal werden individuelle, oft auch gesundheitseinschränkende Parameter auf kognitiv-personaler Ebene sichtbar.

Dienstleistung des Sozialdienstes		Pflege (n = 30)		ÄrztInnen (n = 15)	
		n	in %	n	in %
Beratung bei ...	Krankheit	17	57	12	75
	Unfall	23	77	12	81
	Sucht	18	60	10	63
	Verhalten	17	57	5	33
	Ausbildung – Beruf	9	30	6	38
	Wohnen	**28**	**93**	**14**	**88**
	Einkommen – Finanzen	**25**	**83**	**13**	**82**
	Rechtsstatus	19	63	14	88
	Soziale Desintegration	17	57	7	47
	Konflikt – Krise	21	70	10	63
	Ressourcen	**24**	**80**	**13**	**82**
	Leben – allgemein	21	70	12	75
	Heilverfahren	28	93	13	81
Weiterversorgung		**27**	**90**	**16**	**100**
Organisation des Entlassungsvorganges		23	77	12	75

Insgesamt stimmen 17 Personen (61 %) des befragten Klinikpersonals der Aussage »völlig« bis »eher« zu, dass die soziale Beratung einen Einfluss auf die Genesung der PatientInnen hat. 86 % der Befragten glauben, dass ein Gespräch mit einer Sozialarbeiterin und die daraus resultierende Problembewältigung »eine positive Wirkung auf die Psyche« hat. Das medizinische und pflegerische Personal wurde von den Interviewern gefragt, ob ihrer Einschätzung nach PatientInnen durch die Beratung und die Organisation von entlassungsrelevanten Maßnahmen durch den Sozialdienst schneller entlassen werden können. Jeweils ein Drittel des Personals stimmte dem »völlig« bzw. »eher« zu. 75 % des medizinischen und pflegerischen Personals sind der Meinung, der Sozialdienst sei den PatientInnen allgemein »eine große Hilfe«. 23 % meinen, dies treffe »eher« zu, 7 % geben dazu keine Bewertung ab. 2 Stationen erwähnten bei der Beantwortung dieser Frage, der Sozialdienst sei auch für sie selbst eine große Hilfe im Allgemeinen, da ihnen viel Arbeit abgenommen werde.

Bei der Frage nach der Bewertung der Tätigkeit des Sozialdienstes durch die jeweiligen Abteilungen des Krankenhauses bewerteten 61 % von 28 befragten MedizinerInnen und PflegerInnen diese mit »sehr gut« und 36 % mit »gut«.

QUALITÄT DER BERATUNG AUS DER SICHT VON MEDIZINERINNEN UND DER PFLEGE (N=30)

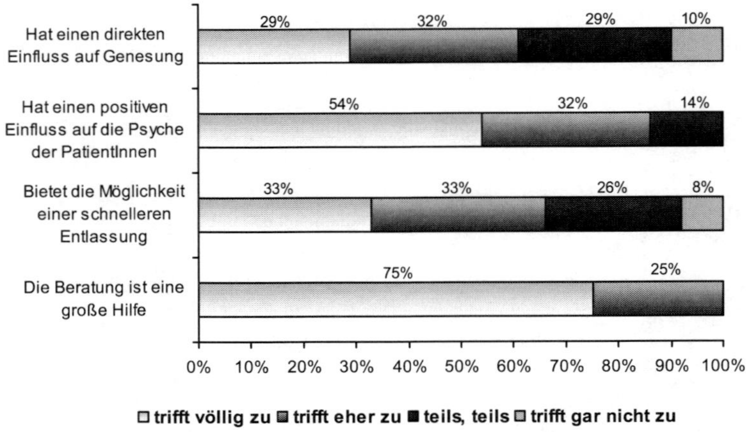

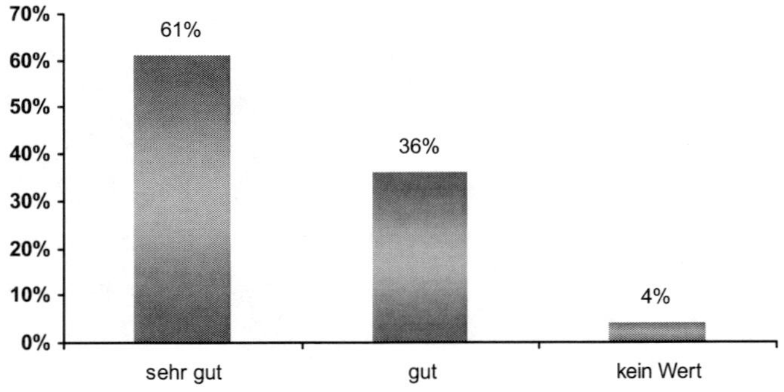

Bewertung des Sozialdienstes durch Medizin und Pflege (n=28)

Je nach Problemstellung gestaltet sich das Aufgabengebiet der sozialen Arbeit im Krankenhaus oftmals sehr unterschiedlich. Bei sehr aufwendigen und schwierigen Fällen ist es unumgänglich, sowohl Medizin als auch Pflege mit einzubeziehen. Informationen werden zumeist in interdisziplinären Gesprächen weitergeleitet, in denen auch Entscheidungen gemeinsam getroffen werden. Bei der Erhebung der Daten dieser Untersuchung war es wichtig, herauszufinden, ob ÄrztInnen, Krankenschwestern und Pfleger mehr in die soziale Fallarbeit eingebunden werden möchten. Die nachfolgende Graphik zeigt eindeutig, dass diese Frage mit »nein« beantwortet werden kann und dass interdisziplinäre Besprechungen wie bisher nur in ausgewählten Fällen geführt werden sollten.

WUNSCH NACH EINBINDUNG IN DEN TÄTIGKEITSBEREICH DER SOZIALARBEIT AUS DER SICHT VON MEDIZIN UND PFLEGE
(N=29)

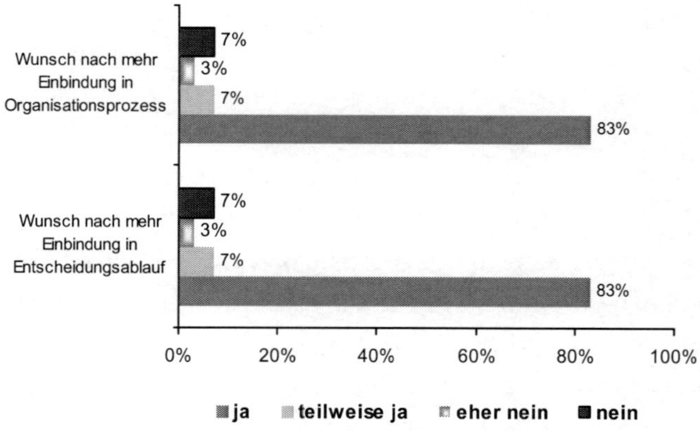

Allgemein kann gesagt werden, dass die Tätigkeit des Sozialdienstes von MedizinerInnen und vom Pflegepersonal in gleichem Maße geschätzt wird. Bei schwierigen Versorgungssituationen liegt die Verantwortung für die Entlassungsvorbereitungen nicht mehr alleine bei der zuständigen Pflege (wie dies in der Vergangenheit oft der Fall war). Hier trägt der Sozialdienst eindeutig zur Entlastung des Pflegepersonals bei. Auch MedizinerInnen handeln bei der Entlassung eines Patienten/einer Patientin im Bewusstsein, dass der Sozialdienst PatientInnen je nach Situation und regionaler Gegebenheit unterstützend und beratend zur Seite steht. Das heißt, dass sie bei der Entlassung eines Patienten/einer Patientin davon ausgehen können, dass die weitere Versorgung gewährleistet ist. Der Sozialdienst trägt jedoch nicht nur zur Entlastung des medizinischen und pflegerischen Personals bei. Gleichzeitig fördern seine Dienstleistungen auch den nachhaltigen Erfolg einer Behandlung und bieten dem Krankenhausbetreiber dadurch eine gewisse rechtliche Sicherheit.

Zusammenfassung der wesentlichen Ergebnisse

Im Allgemeinen erzielten die Zufriedenheitsparameter in Bezug auf die Zusammenarbeit zwischen dem Sozialdienst und den einzelnen Stationen sehr gute Werte. Wartezeit, allgemeine Zusammenarbeit, Objektivität und die Betreuung der PatientInnen wurden von 85 bis 90 % der MedizinerInnen und der Krankenpflege als »sehr gut« und »gut« bewertet. Gleichzeitig wurde öfters der Wunsch nach einer Tätigkeit der SozialarbeiterInnen vor Ort, d. h. auf den Abteilungen selbst, geäußert. Nach der Untersuchung wurden die MitarbeiterInnen des Sozialdienstes mit tragbaren PCs ausgestattet, die es ihnen ermöglichen, Daten direkt bei den PatientInnen zu erfassen und das Gespräch auf der Abteilung selbst zu dokumentieren.

Ein weiteres wichtiges Ergebnis der Studie war, dass die soziale Arbeit im Krankenhaus durch Pflege und Medizin hauptsächlich über Formalitäten definiert wird. Laut Aussage des Krankenhauspersonals ist der Sozialdienst zuständig für Pflegegeldanträge, Heimanmeldungen oder Heilverfahren. Das heißt, dass die Sozialarbeit in erster Linie über Instrumente wahrgenommen wird. Im Großen und Ganzen ist jedoch nicht klar, welchen Zweck soziale Dienstleistungen tatsächlich erfüllen oder erfüllen sollen. Hier besteht sicherlich ein großer Nachholbedarf, einerseits in Richtung Transparenz, andererseits aber auch im Bereich der Weiterbildung. Diese Aufklärung und Öffentlichkeitsarbeit kann z. B. im Rahmen von Ausbildungen für Gesundheitsberufe, bei Fortbildungen für MedizinerInnen, in Form einer Präsentation von Untersuchungen und Projekten, die vom Sozialdienst durchgeführt werden, bei Tagungen, in internen Newsletters, usw. erfolgen.

Mehr als die Hälfte des befragten Klinikpersonals glaubt, dass soziale Arbeit und Interventionen durch den Sozialdienst einen direkten Einfluss auf die Genesung von PatientInnen haben. Und 86 % sagen, dass auch die Psyche dadurch positiv beeinflusst wird. Über 90 % sind sich einig, dass die Sozialarbeit zu einer schnelleren Entlassung beiträgt, und alle streichen die Tatsache hervor, dass die Tätigkeit der MitarbeiterInnen des Sozialdienstes eine große Hilfe darstellt.

Ganz klar zeigte sich im Zuge der Untersuchung, dass das befragte Stammpersonal im Krankenhaus dem Sozialdienst in Bezug auf Organisationsprozess und Entscheidungsablauf vertraut und nicht primär eingebunden werden möchte. MedizinerInnen und Pflege wollen jedoch über die Ergebnisse von Interventionen, Entlassungsplanung bzw. Weiterversorgung informiert werden. In der Praxis führte dies dazu, dass die einzelnen Abteilungen nun Zugriff auf einen Teil der Dokumentation des Sozialdienstes haben. Konkret können MedizinerInnen und Pflege diejenigen Teile einsehen, die für die weitere Versorgung relevant sind: laufende Anträge zu Heilverfahren, weitere Empfehlungen für die mobile Betreuung, Informationen darüber, welche Informationsblätter der/die Patient/in erhalten hat, usw. Die Sozialanamnese selbst kann jedoch (ebenso wie die differenzierteren Dokumentteile) nur infolge einer ausdrücklichen Freigabe durch die/den zuständige/n SozialarbeiterIn eingesehen werden.

28 Die Beurteilung sozialer Dienstleistungen durch MedizinerInnen in Ausbildung

MedizinerInnen, die noch in der Ausbildung sind, können durch ihre spezielle Position im Krankenhausalltag einen anderen Einblick in die soziale Arbeit gewinnen, als dies vielleicht KollegInnen tun, die schon länger im Spital beschäftigt sind. Durch das Ausfüllen von Formularen, den engen Kontakt mit der Pflege und den Ausblick auf eine Tätigkeit in der eigenen Praxis lernen sie eher die praktischen Herausforderungen kennen, die mit diesen Aufgaben verbunden sind.

Deshalb wurden im Rahmen dieser Untersuchung auch 30 MedizinerInnen in Ausbildung in moderierten, fokussierten Gruppeninterviews zu den Serviceleistungen und der Organisation des Sozialdienstes befragt.

Bei der ersten Frage zur allgemeinen Betreuung der PatientInnen durch den Sozialdienst bewerteten 48 % der TurnusärztInnen diese als »sehr gut«, 38 % als »gut« und 14 % als »befriedigend«. Aus der Sicht dieser angehenden niedergelassenen MedizinerInnen verhalten sich die SozialarbeiterInnen zu ihren KlientInnen zu über 90 % objektiv. Der Mittelwert für die Beurteilung der Objektivität entspricht dabei der Note 1,55. Bis auf eine Minderheit von 13 % finden die TurnusärztInnen, dass die Zusammenarbeit zwischen den einzelnen Abteilungen (insgesamt 989 Betten) und dem Sozialdienst in allen Fällen funktioniert. Der Mittelwert beträgt hier 1,68. 14 % der TurnusärztInnen bemängeln bei den Zuweisungen die Wartezeit bis zur Erstbegutachtung. Der Mittelwert beträgt hier 2,00, wobei 10 der 30 Befragten dazu keine Wertung abgaben.

70 % der TurnusärztInnen beantworteten die Frage, ob der Sozialdienst den PatientInnen eine große Hilfe sei, mit »trifft völlig zu«. 74 % der Befragten waren der Meinung, es treffe »völlig bis eher« zu, dass PatientInnen durch den Sozialdienst schneller entlassen werden können. 88 % der TurnusärztInnen stimmten »völlig bis eher« zu, dass eine soziale Beratung einen positiven Einfluss auf die Psyche der PatientInnen hat. Die Genesung werde direkt von der sozialen Beratung beeinflusst, sagten 48 % der angehenden praktischen ÄrztInnen.

Beurteilung der Zusammenarbeit zwischen Station und Sozialdienst durch MedizinerInnen in Ausbildung
im Interview in Schulnoten (n=30)

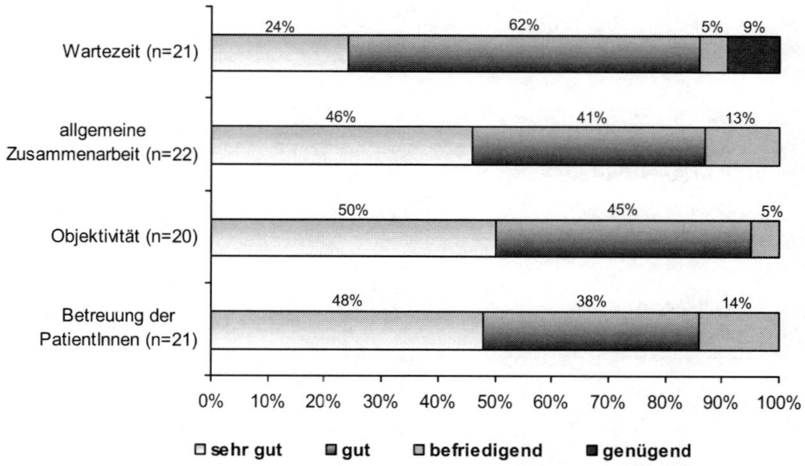

Qualität der Beratung aus der Sicht von MedizinerInnen in Ausbildung
im Interview in Schulnoten (n=27)

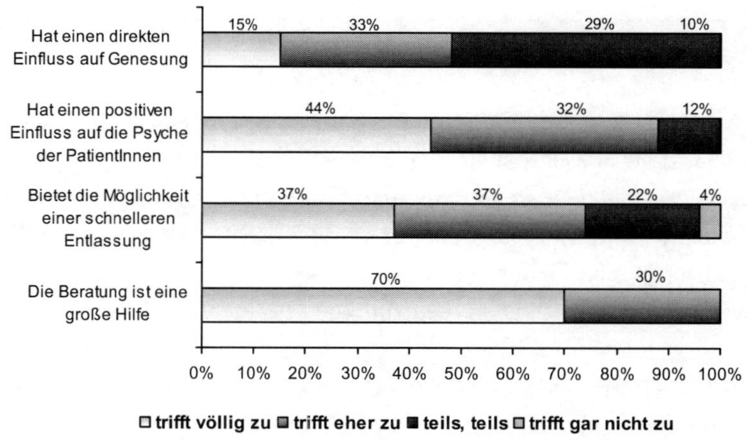

Die MedizinerInnen in Ausbildung wurden nach der Regelmäßigkeit ihrer Einbindung in das PatientInnenmanagement des Sozialdienstes gefragt. Demnach werden 63 % der TurnusärztInnen derzeit in die Schnittstellenorganisation mit eingebunden. 37 % sagten »nein«, sie würden von den Abteilungen nicht eingebunden.

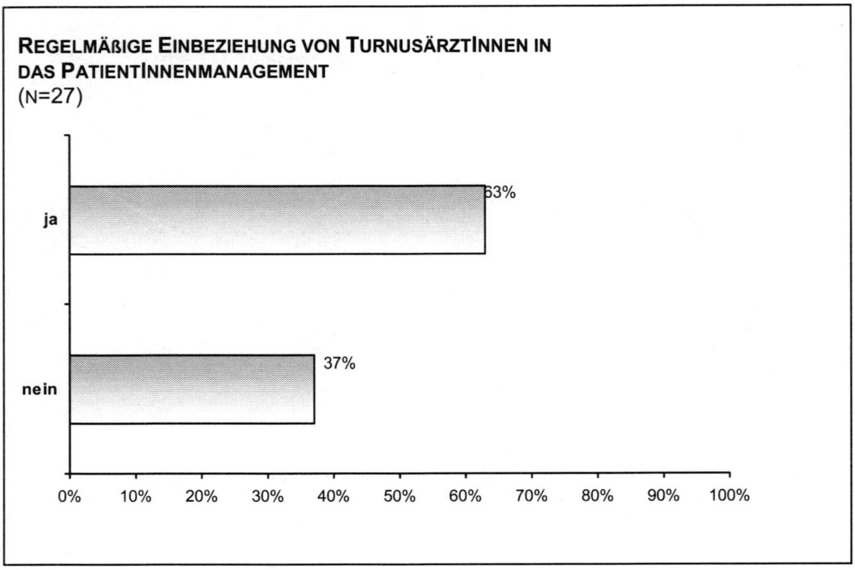

Generell muss bei der Organisation des Entlassungsmanagements angeführt werden, dass die SozialarbeiterInnen immer nur die sozialen, personalen, finanziellen und allfällige weitere Faktoren klären und einleiten. Die Entscheidung, ob und wann der Patient/die Patientin entlassen wird, obliegt allerdings den MedizinerInnen allein.

Im Gegensatz zum anderen medizinischen Personal der Klinik zeigt sich bei den ÄrztInnen in Ausbildung, dass ein Interesse an einer Einbindung in den Prozess der Entscheidung und der Organisation von Sozialarbeit besteht. Das Stammpersonal von Pflege und Medizin möchte zu 83 % definitiv nicht in diese beiden Prozesse eingebunden werden (s. dazu Kapitel 27). Bei den TurnusärztInnen liegen diese Zahlen bei 33 % bzw. bei 55 %. Das heißt, dass angehende MedizinerInnen, die in ihrer Praxis möglicherweise selbst einmal mit sozialen Fragen konfrontiert werden, eher in den Ablauf der Organisation des Entlassungsmanagements eingebunden werden wollen.

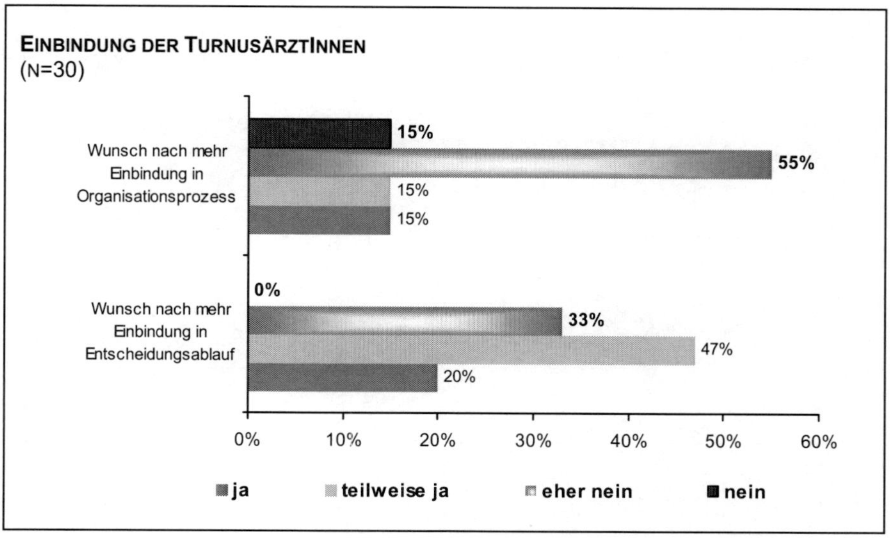

50 % der TurnusärztInnen gaben an, mit den allgemeinen Informationen über den Sozialdienst »sehr bis eher zufrieden« zu sein, und 39 bzw. 11 % sind »eher nicht« bis »gar nicht zufrieden«. Hier ist im Weiterbildungsbereich ein großes Potenzial gegeben. Informationsveranstaltungen bzw. Schulungen, die für angehende praktische ÄrztInnen zum Thema soziale Versorgung und Schnittstellenmanagement organisiert werden, sollten angedacht werden.

Entsprechende Weiterbildungen zum Thema Sozialarbeit im Krankenhaus können zwecks Förderung der oben erwähnten Zusammenarbeit entweder direkt im Spital (d. h. praxisnahe) oder in Kursen, die von Standesvertretungen etc. angeboten werden, erfolgen.

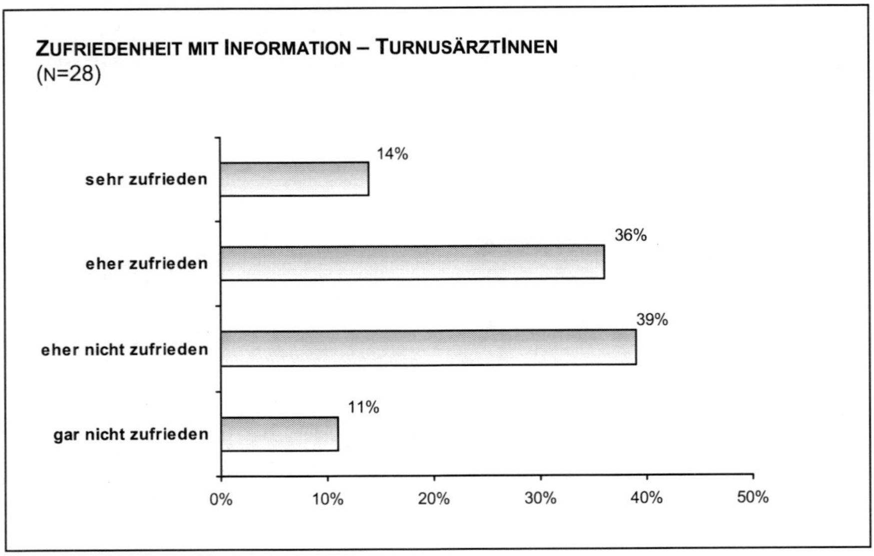

Zusammenfassung der wesentlichen Ergebnisse

Gerade die Berufsgruppe der MedizinerInnen in Ausbildung tritt im Krankenhaus oft als Ansprechpartner für administrative Aufgaben (Formulare, Arztbriefe, etc.) auf und hat deshalb auch häufig mit den KollegInnen der Sozialarbeit zu tun. Demnach beurteilten 86 % der MedizinerInnen in Ausbildung die Arbeit des Sozialdienstes mit den Noten »sehr gut« und »gut«. Die Determinanten Wartezeit, Zusammenarbeit, Objektivität und Betreuung der PatientInnen wurden von nahezu allen Befragten zu fast immer 90 % als »sehr gut« und »gut« bewertet. Ebenso fallen die hohen Zufriedenheitswerte in den Bereichen »schnellere Entlassung« (74 %), »Hilfestellung« (100 %) und »positiver psychischer Einfluss bei den PatientInnen« (88 %) als Folgen einer Intervention durch den Sozialen Dienst auf.

Die Studie war von der Annahme ausgegangen, dass Ärzte und Ärztinnen, die nach ihrer Ausbildung in die freie Praxis gehen wollen, eher ein Interesse an versorgungsrelevantem Schnittstellenmanagement haben als MedizinerInnen, die sich im Krankenhaus auf ein Department verlassen können. Diese Annahme fand sich auch durch die Tatsache bestätigt, dass die befragten MedizinerInnen in Ausbildung im Vergleich zum anderen Klinikpersonal ein größeres Interesse daran hatten, in den Entscheidungs-, Entlassungs- und Organisationsprozess des Sozialdienstes eingebunden zu werden (ca. 50 % vs. 17 %). Dieser Wunsch sollte künftig im Arbeitsalltag einer Abteilung ebenso berücksichtigt werden wie das Anliegen von rund 50 % der befragten ÄrztInnen in Ausbildung, im Rahmen von Schulungen ausführlichere Informationen über die weiteren Versorgungsschritte zu erhalten.

Zusammenfassung

Neben der medizinischen und pflegerischen Versorgung lassen sich auch soziale Dienstleistungen aus dem Krankenhausalltag gar nicht mehr wegdenken. Diese drei Säulen der Behandlung garantieren den bestmöglichen Erfolg von Maßnahmen zur Erhaltung und Wiederherstellung der Gesundheit bzw. tragen sie zumindest zur Verbesserung der Lebensbedingungen eines erkrankten Menschen bei. Doch innerhalb des Gesundheitssystems werden viele Dienstleistungen erst dann wahrgenommen, wenn man selbst von einer Krankheit betroffen ist oder wenn man Angehörige in einer schwierigen Lebenssituation begleiten muss. Der Sozialdienst bietet allen Menschen, die entweder als PatientIn oder als Angehörige/r die Dienstleistungen eines Krankenhauses in Anspruch nehmen, Beratung und Hilfe. Aus ihrer neutralen Position im Krankenhaus heraus begegnen die MitarbeiterInnen ihren KlientInnen, bei denen sie weder zwischen sozialer Herkunft noch nach Status unterscheiden, mit Respekt und Wertschätzung.

Damit die Leistungen des Sozialdienstes zielführend umgesetzt, adaptiert und verändert werden können, bedarf es eines genaueren Hinschauens bzw. eines kritischen Hinterfragens. Die angeführte Studie wurde in einem Krankenhaus mit 989 Betten und einer stationären Aufnahme von ca. 55.000 PatientInnen im Jahr durchgeführt. Dabei wurden PatientInnen, Angehörige, Mitglieder des medizinischen Stammpersonals sowie TurnusärztInnen befragt.

Die Studie zeigte, dass ein Viertel der KlientInnen des Sozialdienstes im potenziell berufsfähigen Alter ist. Zwei Drittel der KlientInnen sind über 70 Jahre alt.

PatientInnen und deren Angehörige bewerten die Leistungen des Sozialdienstes unterschiedlich. Im Zuge der Untersuchung wurde deutlich, dass sich PatientInnen eher auf eine Beratung einlassen und diese leichter annehmen können. Man darf nicht vergessen, dass sich die einzelnen PatientInnen während eines stationären Aufenthalts in einer Ausnahmesituation befinden. Sie werden aus ihrem Alltag herausgenommen und finden sich in einem Umfeld wieder, in dem sie nicht mehr autonom sind. Entscheidungen werden ihnen abgenommen, der Tagesablauf wird für sie geplant. Die PatientInnen haben außerdem mit Rollenverlusten zu kämpfen, da sie nicht mehr einfach die Ehefrau oder der Ehemann, die Mutter oder der Vater sind, sondern auch ein kranker Patient/eine kranke Patientin.

Die unter den PatientInnen erhobenen Daten weisen darauf hin, dass die soziale Beratung und die Aufklärung darüber, was nach dem Krankenhausaufenthalt sein wird, durchaus einen positiven Effekt auf den Genesungsprozess hat. Die Ergebnisse zeigen aber auch, dass Angehörige gerade bei der Organisation des Entlassungsvorganges mehr als bisher miteinbezogen werden müssen. Ein großer Teil der Angehörigen geht eher nachdenklich aus der Beratung heraus und macht sich Sorgen über die Zukunft. Bei den PatientInnen selbst ist dieser Grad der Nachdenklichkeit hingegen nicht höher als zum Zeitpunkt vor der Beratung.

Aus der Befragung geht klar hervor, dass sich Angehörige in erster Linie eine konkrete Hilfestellung und Informationen »zur Bewältigung der Situation« erwarten. PatientInnen gehen hingegen davon aus, dass sie durch die Beratung »über die Situation reden« und »eine schnellere Entlassung« erwirken können. Die erhobenen Daten zeigen, dass PatientInnen eine andere Hilfestellung fordern als ihre Angehörigen. Im Übrigen stehen Angehörige den Beratungen des Sozialdienstes eher skeptisch gegenüber und bewerten diese auch kritischer.

73 % der Angehörigen kontaktieren den Sozialdienst auf eigene Initiative hin. Sie haben den Vorteil, sich auf die Beratung vorbereiten zu können. Von den PatientInnen kontaktieren nur 17 % den Sozialdienst von selbst.

Für Angehörige ist die Beratung inhaltlich verständlicher als für PatientInnen, die primär mit ihrer Krankheit beschäftigt sind. PatientInnen fühlen sich in dieser Situation eher überfordert als ihre Angehörigen, die nach der Beratung wiederum nachdenklicher sind. Dieses Ergebnis unterstreicht die Tatsache, dass Angehörige vermehrt in die administrativen Abläufe rund um die Entlassung eines Patienten/einer Patientin miteinbezogen werden sollten, statt dass sich der/die Kranke selbst noch während der Behandlung mit dem Ausfüllen und Verschicken von Anträgen etc. befassen muss.

Die Ausprägung der Überforderung von PatientInnen ist stark abhängig von den Umständen ihres Krankenhausaufenthaltes. Wurde ein(e) PatientIn beispielsweise akut eingeliefert, ist der Grad der Überforderung höher, da diese(r) mehr Stress erlebt, als wenn er/sie sich auf den Krankenhausaufenthalt hätte vorbereiten können. Klarerweise verhält es sich mit der Unsicherheit von PatientInnen ähnlich. Je aktiver und unabhängiger ein(e) PatientIn, desto sicherer ist er/sie sich seiner/ihrer Zukunft und der Antwort auf die Frage, was nach dem Krankenhausaufenthalt sein wird.

Das medizinische Stammpersonal der untersuchten Klinik kann sich den Sozialdienst nicht mehr wegdenken und wertet die Arbeit der SozialarbeiterInnen in vielen Kategorien sehr positiv. Ein Verbesserungspotenzial ergab sich im Rahmen der Befragung in den Bereichen Fort- und Weiterbildung, da das Krankenhauspersonal im Allgemeinen zu wenig über die differenzierten Leistungen des Sozialdienstes weiß. Zusätzlich kann bei den MedizinerInnen in Ausbildung angemerkt werden, dass der Wunsch nach Informationen über die tatsächlichen sozialen Leistungen höher ist als bei der Pflege und bei den FachärztInnen. Ein Grund dafür ist sicherlich der, dass viele TurnusärztInnen nach Beendigung der Ausbildung eine eigene Praxis anstreben, in der sie selbst mit Fragen rund um die Versorgung bzw. zum Thema Gesundheitsleistungen konfrontiert sein werden.

Im Zuge der Studie wurde klar, dass dem medizinischen Personal nicht alle Dienstleistungen des Sozialdienstes bekannt sind. Zu den Top-5-Leistungen des Sozialdienstes gehören die Weiterversorgung und die Beratungen bezüglich Heilverfahren, Wohnen, Rechtsstatus und Finanzen.

Zusammenfassend kann festgehalten werden, dass folgende Punkte für die Schaffung und Erhaltung eines Sozialdienstes im Krankenhaus entscheidend sind:

- Interdisziplinäre Fallbesprechungen mit Medizin und Pflege führen dazu, dass die Arbeit von SozialarbeiterInnen im direkten Gespräch mit PatientInnen und Angehörigen transparenter wird.
- Stationsspezifische Dienstleistungsangebote werden mit der jeweiligen Abteilung in regelmäßigen Abständen abgestimmt und koordiniert.
- Als Grundlage für die Umsetzung qualitätssichernder Maßnahmen werden die sozialen Dienstleistungen laufend evaluiert.
- Das Angebot muss sowohl bei der Anforderung als auch beim Erbringen einer Dienstleistung transparent sein. Werden Dienstleistungen elektronisch erfasst, sollte vom Sozialdienst aus einmal im Jahr ein Bericht (d. h. ein schriftliches Dokument) und eine statistische Rückmeldung über erbrachte Leistungen an die jeweiligen Abteilungen erfolgen.

- Der Sozialdienst nimmt an Beratungen krankenhausinterner und -externer Gremien teil.
- Den laufenden Gesetzesänderungen und dem gesundheitspolitischen Wandel unserer Gesellschaft muss mit regelmäßigen Fort- und Weiterbildungen von MitarbeiterInnen der Pflege und Medizin begegnet werden.
- Der Sozialdienst beteiligt sich an der Erarbeitung von Standards sowie an der Publikationstätigkeit des Krankenhauses (Homepage, Berichte und Öffentlichkeitsarbeit).

Das Resümee der vorliegenden Untersuchung sozialer Dienstleistungen ist, dass Beratungsergebnisse zwar schwer messbar sind, jedoch in jedem Fall regelmäßig und nach jeweils aktuellen Qualitätskriterien untersucht werden sollten. Dabei führt die Kombination qualitativer und quantitativer Messmethoden zu einem Erfahrungswert, der die verschiedenen Dimensionen sozialer Arbeit aus unterschiedlichen Blickwinkeln aufzuzeigen vermag, so dass daraus Schlüsse für zukünftige Dienstleistungen gezogen werden können. Die Aussage vieler Beauftragter des Qualitätsmanagements, soziale Beratung könne nur schwer bzw. gar nicht gemessen werden, wird somit anhand der vorliegenden Untersuchung eindeutig widerlegt.

Diskussion und Ausblick

Gesellschaftliche Veränderungen in puncto Demographie, Lebensstil, Familienstrukturen, Werte und Normen führen in Mitteleuropa dazu, dass gesundheitliche Einrichtungen immer größerer Investitionen bedürfen. Gleichzeitig bringen die explodierenden Kosten im Gesundheitssystem die Überlegung mit sich, dass die Erhaltung unserer Gesundheit in Zukunft nur noch teurer werden kann oder dass wir – wie dies in manchen westlichen Ländern bereits der Fall ist – entsprechende Abstriche in Kauf nehmen müssen. Viele meinen jedoch, Gesundheit sei einfach teuer, und die Gesellschaft müsse sich die Versorgung ihrer Menschen eben einiges kosten lassen. Andere – darunter auch Verantwortliche im Gesundheitsbereich – schwören auf Prävention und auf eine Veränderung unseres Lebensstils. Wiederum andere erklären, man müsse in Bildung investieren und soziale Leistungen bereithalten.

Früher oder später geht uns Gesundheit alle etwas an: als Menschen, die das System mitfinanzieren, und/oder als Betroffene, die die eine oder andere Leistung in Anspruch nehmen müssen. Diese riesige Maschinerie erhält sich – zumindest bisher – gewissermaßen selbst am Leben, einschließlich allfälliger Auswüchse wie die Tatsache, dass Medikamente in Hülle und Fülle verschrieben und Operationen oft viel zu schnell (d. h. ohne konservative Vorbehandlung) angeordnet werden. All dies geschieht natürlich »lege artis« und »evidence-basiert«. Neue Arbeitsplätze werden geschaffen und bahnbrechende Fortschritte erzielt. Wer spricht da schon gerne von möglichen, unerwünschten Nebenwirkungen wie zusätzliche Versorgungsleistungen aus privater Hand, die den sozialen Standard unterstützen, oder die Entstehung einer Zweiklassenmedizin?

Dass wir uns auch in Sachen Gesundheit bewusst für den berühmten »gesunden Mittelweg« entscheiden müssen, ist für Laien oft schwer verständlich und kommt – gerade bei schwerwiegenden Erkrankungen – meistens nicht an. Letztlich zählt für viele einfach das Ergebnis – das, was am Ende eines Arztbesuches oder eines Krankenhausaufenthalts herauskommt. Was die meisten von uns interessiert, ist der Erfolg einer Behandlung, der positive Heilungsverlauf sowie die Frage, ob wir uns das Ganze wirklich leisten können. Zur Beantwortung dieser Frage hält das Gesundheitswesen zahlreiche Unterstützungsmaßnahmen, Förderungen und Beratungsmöglichkeiten bereit.

Denken Sie zum Beispiel an all die Auswirkungen, die ein schwerer Autounfall nach sich ziehen kann: Rehabilitation, Umschulung, finanzielle Unterstützung, Familienhilfe, mobile Dienste (Einkaufen, Haushalt, pflegerische Versorgung, etc.), Invalidität, Pensionierung, Kündigungsschutz, psychische Verarbeitung des Traumas, rechtliche Fragen und vieles mehr. Wen wundert's, wenn Betroffene in solchen Momenten den Überblick verlieren und im Versorgungsdschungel unterzugehen drohen. Da tut es gut, zu wissen, dass es bereits während des Krankenhausaufenthalts Möglichkeiten gibt, entsprechende Informationen und Ratschläge einzuholen, die einem eine erste Orientierung darüber geben, welche Schritte als Nächstes zu setzen sind. In den meisten Fällen werden PatientInnen auf den Sozialdienst im Krankenhaus erst dann aufmerksam, wenn sie bereits in einer persönlichen Krise stecken und »guter Rat teuer« ist. Das Angebot des Sozialdienstes ist für PatientInnen jedoch gratis und leistet gleichzeitig innerhalb des Gesundheitssystems einen wichtigen Beitrag in Sachen Effizienz, Zufriedenheit, Versorgung und Prävention. Der einzelne Mensch erfährt, was es bedeutet, sowohl von der Medizin, der Pflege als auch vom Sozialen her versorgt zu sein und somit ganzheitlich behandelt zu werden.

Danksagung

Im Sommer 2006 wurde ich mit der Leitung des Sozialdienstes im Allgemeinen Krankenhaus der Stadt Linz beauftragt. In der ersten Zeit zählten die Schaffung bzw. Erhaltung von (neuen) Strukturen und Ressourcen sowie die Standardisierung und Organisation einer optimalen Versorgung von PatientInnen zu meinen Hauptaufgaben.

Ohne die wertvolle Unterstützung einer lieben Kollegin aus St. Gallen (Schweiz), Irma Graf, mit der ich inzwischen einen intensiven Wissensaustausch pflege, wäre es mir nicht gelungen, die mit meinen Aufgaben verbundenen Veränderungen einzuführen. Deshalb möchte ich dir, liebe Irma, dieses Buch widmen und dir und deinem Team noch einmal herzlich für alles danken.

Bedanken möchte ich mich auch bei Univ.-Prof. Dr. Gerhard Kette, der mich wissenschaftlich unterstützt und gefördert, mir Grenzen und Wege der Machbarkeit aufgezeigt und mir in oft schwierigen Situationen mit gutem Rat zur Seite gestanden hat.

Univ.-Prof. Dr. Josef Weidenholzer hat mir die Schaffung einer Arbeitsgruppe für Gesundheits- und Sozialforschung am Institut für Gesellschafts- und Sozialpolitik an der Johannes Kepler Universität in Linz ermöglicht und mich auf meinem Lebensweg und in meiner wissenschaftlichen Arbeit immer motiviert.

Weiters danke ich meinen Kolleginnen der Arbeitsgruppe für Gesundheits- und Sozialforschung Anna Labek, Angela Wegscheider, Sarvenas Enayati, Sandra Hintersteiner und Barbara Pokorny für das Engagement, nebst ihrer hauptberuflichen Tätigkeit auch der Wissenschaft wertvolle Dienste zu leisten.

Adelheid Roth und Andreas Zembati haben mich nicht nur mit freundschaftlichem Rat unterstützt; sie tragen auch maßgeblich zu einer lebbaren Gestaltung der Sozialarbeit in Österreich bei.

Bedanken möchte ich mich weiters bei den Mitwirkenden Martina Weilguny und Bernhard Haider, die von Anfang an bei diesem Projekt dabei waren und mit ihrem feinen Gespür zur Beleuchtung der Sozialarbeit aus den unterschiedlichsten Perspektiven beigetragen haben, so dass diese Studie letzten Endes nur dank ihrer Mithilfe durchgeführt werden konnte. Mein Dank gilt auch Julia Larndorfer, die bei den Texten mitwirkte, Corinne Farid für das Lektorat und allen Sponsoren, ohne die es das Buch nicht geben würde.

Den Kolleginnen, die heute mit dem Dienstleistungskatalog im Sozialdienst arbeiten, möchte ich danken, dass sie den Veränderungsprozess positiv unterstützen. Ohne sie wäre alles nur Theorie und in der Praxis nicht umsetzbar.

Ermutigen möchte ich alle SozialarbeiterInnen, die im Krankenhaus jeden Tag Gutes leisten. Ich wünsche ihnen und uns allen einen kontinuierlichen Dialog darüber, was die eigentliche Qualität der Sozialarbeit ausmacht. So wird unsere meist sehr vielschichtige Arbeit transparenter und für andere Berufsgruppen leichter nachvollziehbar, wodurch wir wiederum unsere Position im Alltag vielleicht weniger oft rechtfertigen oder gar verteidigen müssen.

Zum Schluss möchte ich mich bei meinem Vorgesetzten und bei allen KollegInnen und MitarbeiterInnen des Krankenhauses für die Unterstützung der MitarbeiterInnen des Sozialdienstes bedanken – dafür, dass sie immer ein offenes Ohr für uns haben und auch dann noch Verständnis aufbringen, wenn einmal keine Wunder möglich sind.

Anna M. Dieplinger

Literaturverzeichnis

Addams J.: 1893, in Staub-Bernasconi S.: 2007, Soziale Arbeit als Handlungswissenschaft, 1. Auflage, Haupt UTB Verlag, Bern, Stuttgart, Wien

Antonovsky A.: 1987, Unraveling the mystery of health, Jossey-Bass, San Francisco, London

Ansen H.: 2001, Tätigkeitsprofil der Sozialarbeit im Krankenhaus, in: Reinicke Peter: 2001, Soziale Arbeit im Krankenhaus – Vergangenheit und Zukunft, Lambertus Verlag, Freiburg im Breisgau

Ansen H., Gödecker-Greenen N., Nau H.: 2004, Soziale Arbeit im Krankenhaus, Reinhardt Verlag, UTB, München

Anstaltsordnung für das Allgemein öffentliche Krankenhaus der Stadt Linz, 2006, Eigenverlag AKh Linz

Auer C.: 2006, Krankenanstalten in Österreich – Hospitals in Austria, Bundesministerium für Gesundheit und Frauen, Bereich Gesundheitsstrukturangelegenheiten, 6. Auflage, Wien

Babitsch B.: 2005, Soziale Ungleichheit, Geschlecht und Gesundheit, Hans Huber Verlag, Bern

Berger et al.: (ohne Jahr) Aufnahme und Entlassungsmanagement, Qualität im Krankenhaus, BMSG, Wien

Bienz B., Reinmann A.: 2004, Sozialarbeit im Krankenhaus, Haupt Verlag, Bern, Stuttgart, Wien

Bierbrauer G.: 2005, Sozialpsychologie, Grundriss der Psychologie, Band 15, Kohlhammer Verlag, Stuttgart, in Hartung J.: 2006, Sozialpsychologie, 2. Auflage, Kohlhammer Verlag, Stuttgart

Bundesministerium für Gesundheit und Frauen: 2006, KAKuG, BGBI, Nr. 1/1957 i.d.g.F, Wien

Dieplinger A.: 2007, Fehldiagnose Frau, wie Krankheiten und Symptome sich bei Frauen anders zeigen, Böhlau Verlag, Wien, Köln, Weimar

Dieplinger A., Labek A.: 2007, Gender friendly Hospital, Entwicklung von Leitlinien für ein Gesundheitseinrichtung, Gesundheitswissenschaften, Band 32 OÖ Gebietskrankenkasse, Linz

Eberhard K.: 1999, Einführung in die Erkenntnis- und Wissenschaftstheorie, Kohlhammer Verlag, Stuttgart

Engelke E. (Hrsg.): 1998, Theorien der Sozialen Arbeit, Lambertus, Freiburg im Breisgau

Filsinger D., Homfeldt H. G.: 2001, Gesundheit und Krankheit, in: Otto / Thiersch, 2001, Handbuch Sozialarbeit, Sozialpädagogik, 705–716, Neuwied Kriftel

Friedrich: 2002, in Hedtke-Becker A., Hoevels R., Schwab M.: 2003, (Familien-)medizin und Sozialarbeit – ein Kooperationsmodell, Hockenheim

Galuske M.: 1998, Methoden der Sozialen Arbeit, Weinheim München, in Strauß B. et al.: 2002, Geschlechtsspezifische Inanspruchnahme von Psychotherapie und Sozialer Arbeit, in Hurrelmann K. et al. (Hrsg.): 2002, Geschlecht, Gesundheit und Krankheit, Männer und Frauen im Vergleich, Hans Huber Verlag, Bern, Göttingen, Toronto, Seattle

Germain J., Gittermann A.: 1999, Praktische Sozialarbeit, das Life Model der Sozialen Arbeit, Fortschritte in theorie und Praxis, 3 Auflage, Enke, Stuttgart

Gould St. J.: 1994, Der falsch vermessene Mensch, 2. Auflage, Frankfurt/M, in Tillmann K. J.: 2003, Sozialisationstheorien, eine Einführung in den Zusammenhang von Gesellschaft, Institutionen und Subjetkwerdung, Rowohlt Verlag, Hamburg

Grießler-Piltz B. et al.: 2005, Psychosoziale Diagnosen und Behandlungen in Arbeitsfeldern der Klinischen Sozialarbeit, LIT Verlag, Münster

Gödecher-Green N. & Nau H.: 2002, Klinische Sozialarbeit, Eine Positionsbestimmung, Münster

Hartung J.: 2006, Sozialpsychologie, 2. Auflage, Kohlhammer Verlag, Stuttgart

Haye B., Kleve H.: 2005, Die sechs Schritte helfender Kommunikation als eine methodische Grundlage Klinischer Sozialarbeit, in Grießler-Piltz B. et al.: 2005, Psychosoziale Diagnosen und Behandlungen in Arbeitsfeldern der Klinischen Sozialarbeit, LIT Verlag, Münster

Heim E., Meyer P. C.: 1998, Soziologische Aspekte des Krankseins, in: Budeberg / Willi, 1998, Psychosoziale Medizin, 385–419, Berlin

Herringer N.: 1997, Empowerment in der sozialen Arbeit, Stuttgart, in Strauß B. et al.: 2002, Geschlechtsspezifische Inanspruchnahme von Psychotherapie und Sozialer Arbeit, in Hurrelmann K. et al. (Hrsg.): 2002, Geschlecht,

Gesundheit und Krankheit, Männer und Frauen im Vergleich, Hans Huber Verlag, Bern, Göttingen, Toronto, Seattle

Hofmarcher M. M., Rack H. M.: 2006, Gesundheitssysteme im Wandel, Medizinische Wissenschaftliche Verlagsgesellschaft, Berlin

Mielck A., Helmert U.: 1998, Soziale Ungleichheit und Gesundheit, in K. Hurrelmann & U. Laaser (Hrsg.), Handbuch der Gesundheitswissenschaften, 519–537, Juventa, Weinheim

Mielck A.: 2002, Soziale Ungleichheit und Gesundheit, 387ff, in Hurrelmann K. et al. (Hrsg.): 2002, Geschlecht, Gesundheit und Krankheit, Männer und Frauen im Vergleich, Hans Huber Verlag, Bern, Göttingen, Toronto, Seattle

Hedtke-Becker A., Hoevels R., Schwab M.: 2003, (Familien-) medizin und Sozialarbeit – ein Kooperationsmodell, Hockenheim

Hurrelmann K.: 2000, Gesundheitssoziologie – Eine Einführung in sozialwissenschaftliche Theorien von Krankheitsprävention und Gesundheitsförderung, Juventa Verlag, Weinheim, München

Hurrelmann K. et. al. (Hrsg.): 2002, 2003, Geschlecht, Gesundheit und Krankheit, Männer und Frauen im Vergleich, Hans Huber Verlag, Bern, Göttingen, Toronto, Seattle

Jessor R. & Jessor L. S.: 1977, Problem behaviour and psychosocial development, Academic Press, New York

Kammer für Arbeiter und Angestellte (Hrsg.): 2004, Sozialstaat Österreich, Sozialleistungen im Überblick, ÖGB Verlag, Wien

Kneupp H.: 1988, Klinische Psychologie im System der psychosozialen Versorgung und Gemeindepsychologie, in Davisson G. C., et al.: Klinische Psychologie, Psycholgoie Verlags Union Weinheim, München

Levi L.: 1981, Psychosoziale Reize, psychophysiologische Reaktionen und Krankheiten, in: Nitsch J. (Hrsg.): 1981, Stress, Theorien, Untersuchungen, Maßnahmen; Bern, 188–212

Loidl-Keil R., Laskowski W.: 2006, Evaluationen im Gesundheitswesen, Konzepte, Beispiele, Erfahrungen, Rainer Hampp Verlag, München, Mering

Mazal W. (Hrsg.): 2006, Casebook Arbeits- und Sozialrecht, 6. Auflage, Facultas-Verlag, Wien

Nestmann F.: 1999, Soziale Gerechtigkeit und Empowerment. Perspektiven des gemeindepsychologischen Modells, Archiv für Wissenschaft und Praxis der sozialen Arbeit, in Strauß B. et. al.: 2002, Geschlechtsspezifische Inanspruchnahme von Psychotherapie und Sozialer Arbeit, in Hurrelmann K. et. al. (Hrsg.): 2002, Geschlecht, Gesundheit und Krankheit, Männer und Frauen im Vergleich, Hans Huber Verlag, Bern, Göttingen, Toronto, Seattle

Nievelstein Petra: 2001, Sozialarbeit und Öffentlichkeitsarbeit Tue Gutes und sprich darüber

Nitsch J. (Hrsg.): 1981, Stress, Theorien, Untersuchungen, Maßnahmen; Bern, 188–212

Ormel et. al.: 1994, in Hedtke-Becker A., Hoevels R., Schwab M.: 2003, (Familien-)medizin und Sozialarbeit – ein Kooperationsmodell, Hockenheim

Pantucek P.: 1998, Lebensweltorientierte Individualhilfe, Eine Einführung für soziale Berufe, Freiburg i. Br., in Strauß B. et al.: 2002, Geschlechtsspezifische Inanspruchnahme von Psychotherapie und Sozialer Arbeit, in: Hurrelmann K. et al. (Hrsg.): 2002, Geschlecht, Gesundheit und Krankheit, Männer und Frauen im Vergleich, Hans Huber Verlag, Bern, Göttingen, Toronto, Seattle

Pelikan J. M., Stacher A., Grundböck A., Krajic K. (Hrsg.): 1998, Virtuelles Krankenhaus zu Hause – Entwicklungen und Qualität von Ganzheitlicher Hauskrankenpflege, Theoretische Konzepte, gesundheitspolitische Kontexte und praktische Erfahrungen in Europa, Facultas Universitätsverlag, Wien

Pearlin L.: 1987, The stress process and strategies of intervention, in K. Hurrelmann, F. X. Kaufmann & F. Lösel (Eds.), Social intervention. Potential and constraints, 53–72, de Gruyter, Berlin

Petermann F., Niebank K., Kusch M.: 1998, Entwicklungspsychopathologie, Beltz Psychologie Verlags Union, Weinheim

Pschyrembel W. et al.: 1991, Pschyrembel Klinisches Wörterbuch, 256. Auflage, Walter de Gruyter Verlag, Berlin, New York

Reinicke P.: 2001, Soziale Arbeit im Krankenhaus, Lambertus Verlag, Freiburg

Reinicke P.: 1990, Ausbildung der Fürsorger/innen in der DDR, in: Die Berufliche Sozialarbeit, H. 3, 38–45: Soziale Berufe, in: Deutscher Verein für öffentliche und private Fürsorge (Hrsg.), Fachlexikon der sozialen Arbeit, 3. Auflage, Frankfurt/Main, 846–849

Rosenmeier H. P.: 1991, Medizinische Psychologie und Soziologie, Enke Verlag, Stuttgart

Salomon A.: 1926, Soziale Diagnose, Neuwied/Kriftel in Ansen H., Gödecker-Greenen N., Nau H.: 2004, Soziale Arbeit im Krankenhaus, Reinhardt Verlag, UTB, München

Schaeffer D.: 1998, Die Versorgung von akut kranken Menschen durch integrierte ambulante Versorgungsverbünde in Deutschland, in: Pelikan J. M. et al.: 1998, Virtuelles Krankenhaus zu Hause – Entwicklungen und Qualität von Ganzheitlicher Hauskrankenpflege, Theoretische Konzepte, gesundheitspolitische Kontexte und praktische Erfahrungen in Europa, Facultas Universitätsverlag, Wien

Selye H.: 1974, Einführung in die Lehre vom Adaptionssyndrom, 1. Auflage 1953, Stuttgart

Stark W.: 1996, Empowerment, Neue Handlungskonzepte in der psychosozialen Praxis, Freiburg i. Br., in Strauß B. et al.: 2002, Geschlechtsspezifische Inanspruchnahme von Psychotherapie und Sozialer Arbeit, in Hurrelmann K. et al. (Hrsg.): 2002, Geschlecht, Gesundheit und Krankheit, Männer und Frauen im Vergleich, Hans Huber Verlag, Bern, Göttingen, Toronto, Seattle

Staub-Bernasconi S.: 2007, Soziale Arbeit als Handlungswissenschaft, 1. Auflage, Haupt UTB Verlag, Bern, Stuttgart, Wien

Strauß B. et al.: 2002, Geschlechtsspezifische Inanspruchnahme von Psychotherapie und Sozialer Arbeit, in Hurrelmann K. et al. (Hrsg.): 2002, Geschlecht, Gesundheit und Krankheit, Männer und Frauen im Vergleich, Hans Huber Verlag, Bern, Göttingen, Toronto, Seattle

Tillmann K. J.: 2003, Sozialisationstheorien, eine Einführung in den Zusammenhang von Gesellschaft, Institutionen und Subjektwerdung, Rowohlt Verlag, Hamburg

Topinard P.: 1888, Le poids de I´encéphale d`après les registres de Paul Broca. Mémoires Société d` Anthropologie Paris, 2nd séries, vol. 3/1888, pp. 1–41, in Tillmann K. J.: 2003, Sozialisationstheorien, eine Einführung in den Zusammenhang von Gesellschaft, Institutionen und Subjektwerdung, Rowohlt Verlag, Hamburg

Trost M., Marquart P., et al.:1999, Lörracher Qualitätskonzept für die Krankenhaus-Sozialarbeit, 4. Aufl., Lörrach, Eigenverlag

Wagner F., Dieplinger A.: 2005, Frauenspezifische Gesundheitsförderung – Evaluierung des Leistungsangebotes des Linzer Frauengesundheitszentrums: Kure, Seminare, Beratung und Psychotherapie (2004), in: Loidl-Keil

R., Laskowski W., 2006, Evaluationen im Gesundheitswesen, Konzepte, Beispiele, Erfahrungen, Rainer Hampp Verlag, München, Mering

Weiß-Faßbinder S., Lust A.: 2000, Gesundheits- und Krankenpflegegesetz GuKG, Ausgabe 95, Manzsche Verlags- und Universitätsbuchhandlung, Wien

Wendt W. R.: 2000, Zukunftsperspektiven für die Klinische Sozialarbeit an der Schwelle zum nächsten Jahrtausend, Forum Krankenhaussozialarbeit (1)

Weakland, Herr: 1992, Beratung älterer Menschen und ihrer Familien, Verlag Hans Huber, Bern, Stuttgart, Toronto

Witterstätter K.: 2003, Soziale Sicherung, Darmstadt